医者 セラピスト
カウンセラー
ヒーラー
が知らない

1回10秒
健康オタクが辿り着いた世界一シンプルで簡単な健康法

坂庭 鳳 著

セルバ出版

はじめに　「慢性的な下痢を克服した私からあなたへ」

「生きて乗り越えてよかった」――これが今の心境です。

半年後、いえ、早ければ、２週間後には、あなたも私と同じようにこのセリフを口にしているかもしれません。

さて、あなたは、今、本書を書店で立って読んでいますか？　それとも、カフェやファミレスで椅子に座って読んでいますか？　あるいは、トイレの便器に座って読んでいますか？　もしかしたら、ベッドやソファで横になって読んでいるかもしれません。

もし、書店で立って読んでいるとしたら、羨ましいですね。健康な証拠です。なぜなら、本当に本書を必要としている人は、家からも、部屋からも、トイレからも出られない人だからです。そのような人に向けて書きました。

印税？　講演料？

少しでもビジネスをかじったことのある人間であれば、印税だけで一生遊んで暮らせるほどの収入にならないことは、簡単に想像できます。仮に全国を飛び回って講演会を開いたところで、一時の収入です。私にはまったく興味がありません。むしろ、微々たる印税や一時の講演料のためだけに、実名と顔をさらしてまでも書ける内容では決してありません。

なぜなら、ここに書かれている言葉は、「慢性的な下痢」や「ガリガリ」といった、私にとっては誰にも言いたくなかった最大のコンプレックスだからです（もはや、モテ期は来世に持ち越しました）。

あなたにも、1日でも、いえ、1分でも、1秒でも早く、良くなってほしい。慢性的な下痢を止めてほしい。私のように家から出られる体になってほしい。または、健康を取り戻してほしい。その願いだけで書き上げました。

私は、医者でもなければ、医療従事者でもありませんし、エビデンスもありません。それにもかかわらず、このようなタイトルで本を出し、講演会を開催するなんて、全国の医者やセラピスト、カウンセラー、ヒーラーを敵に回すことでしょう。

実際に、私の元から離れていった専門家もいます。アマゾンのレビューも荒れることが容易に想像できます。どうぞ、自由に叩き、こき下ろしてください。

嫌われようが、人が去ろうが、叩かれようが、それでも私には伝えなければならないことがあるのです。知ってほしいことがあるのです。

それは、病気を治せない専門家ではなく、アマゾンのレビューを荒らす人でもなく、原因不明の難病と闘い続け、病気を治すことに疲れ、諦めそうになっている人たちに向けられたメッセージです。

医者にも、セラピストにも、カウンセラーにも、ヒーラーにも書けないこと、知らないこと、治せないことをお伝えします。おそらく、それらの職業の人は、誰1人として、ここに書かれた内容を無視できないことでしょう。

ただし、「医師の資格のない人間の言葉に耳を傾けるだけ無駄」「エビデンスのない話は信用しない」、そう思う人には時間とお金の無駄です。どうぞ、ここで本を閉じてください。

これまで、病院、整体、指圧、マッサージをハシゴし、サプリ、プロテイン、ドリンクなど、あらゆる健康法や食事法でも体調が良くならず、同居の家族にも苦しみをわかってもらえず、もはや、病気を治すことに疲れ、諦めかけているあなた。ぜひ、体調の良いときに、休み、休みで構いませんので、読んでみてください。

まだ、諦める必要はありません。なぜなら、43年間、慢性的な下痢で苦しみ続けた重症な私が、克服できたからです。あらゆる検査でも「異常なし」と診断され、病院でも治せませんでした。

・5年間で試した健康法だけで600万円以上(100種類以上)
・14年間で自己投資4,000万円以上

東洋医学、西洋医学、スピリチュアルなど、あらゆるものをすべて試して辿り着いた健康法です。

しかも、私のような慢性的な下痢だけでなく、

●ビジネスの崩壊(借金・滞納・未納・督促・自転車操業)
●人間関係のゴタゴタ(被害妄想、被害者意識、メンヘラ、逆ギレ、イライラ、子供とのコミュニケーション、夫婦のトラブル)

●原因不明の難病（過敏性腸症候群、慢性的な下痢、IBS）
●現代病（うつ病、パニック障害、運転中のイライラ、嘔吐、嗚咽、神経性の胃炎、胃もたれ、逆流性食道炎、便秘、不眠、不登校、引きこもり）

など、詳細は、最後まで読んでいただければわかりますが、資格の取得などのスキルアップにも役立つでしょう。

さらに、

・下痢をする
・胃腸の調子が悪い
・胃炎（逆流性食道炎）
・口内炎
・うつ病
・パニック障害
・集中力がない（継続力がない）
・遅刻する（人との待合せやセミナーなど）
・忘れ物をする
・物をなくす
・スケジュールがブッキングする

・待合せ場所や時間を間違える
・カバンの中がグチャグチャ
・荷物がやたら多い
・いつもバタバタ走り回っている（信号を走って渡る、電車に駆け込む・駆け降りる、車の中で化粧をする・髭を剃る・おにぎりをかじる、など）
・地図が読めない（道に迷う）
・ケアレスミスが多い
・本番に弱い（スポーツ、受験、資格試験）
・常にイライラしている
・運転中にイライラする（スピードを出す、よくクラクションを鳴らす、煽り運転）
・事故、ケガ、トラブルが多い
・人の話を聞いていない（頭に入ってこない）
・本を集中して読めない（スマホをいじったり、ついアマゾンやYoutubeを見てしまう）
・夜眠れない（眠りが浅い）
・不平、不満、愚痴が多い
・そもそもツイていない（何をしてもうまくいかない）
・努力しても努力しても報われず、成果が出ない

・結果の出ないセミナーオタク、ノウハウコレクター

などは、すべて脳が混乱し、カオス状態になっている証拠ですが、これらすべて改善できる方法です。

あなたはその方法を知りたいですか?

症状や目的が私とは違っても、最後まで読む価値は十分にあると確信しています。明るい気持ちで、気楽に最後までお読みください。きっと、あなたが健康を取り戻す、重要なヒント、よりよい人生を手に入れるきっかけになるはずです。

そして、それは、これまで医者やカウンセラー、セラピスト、ヒーラーから、「1度も聞いたことのない話」でしょう(当然、コンサルタントやコーチ、講師、マーケッター、スピーカー、日本で唯一認められた弟子たちも知らない話です)。ぜひ、最後までじっくりとお読みください。

あなたは、もう、これ以上、健康本を買い漁ったり、病院、整体、指圧、マッサージをハシゴしたり、ゴッドハンドを探し回る必要はありません。サプリやプロテインを手当たり次第に試す必要もなくなります。

なぜなら、私が、西洋医学も、東洋医学も、スピリチュアルも、可能な限り、ありとあらゆる手法を試したからです。嘘ではありません。どれだけのものを試したかは、本書ですべてご紹介しています。それでも、病気が治らなかった私が、自力で健康になれました。

本書に書かれた方法を試すだけで、あなたも、私のように原因不明の体調不良を改善できる可能性があります(それも、早ければ、ほんの数日で)。

もちろん、私は、西洋医学も、東洋医学も、スピリチュアルも否定しません。むしろ、信頼しています。信頼しているからこそ、すべて試しました。それでも、もし、あなたの体調が良くなっていないのであれば、それらはいったん保留にし、ここに書かれたことを試してみてください。

ただし、まだ、病院で検査を受けていないのであれば、まずは、信頼できる病院でしっかりと検査を受けることです。民間療法は、それからです。安易に民間療法に手を出してハマると、適切な診察や診断、治療や措置を受ける機会を失う危険があります。場合によっては命にかかわります。まずは、病院で検査を受けて医師の判断を聞くこと。それでも、原因がわからない場合や、納得のいく結果が得られないときには、ぜひ、本書を読み進めてみてください。

本書に書かれた方法を実践すれば、ほんの10秒～20秒、次の動作に入る前に思考パターンを切り替えるだけで、体調が良くなる可能性があります。さらに、数週間後、数か月後には、健康だけでなく、ビジネス（収入、売上）、人間関係（子育て、夫婦、恋愛）も良くなっている可能性だってあります。

私は、43年間、物心ついてからずっと下痢で悩み、苦しんできました。人と会うのも苦痛で、外食も怖かったのです。

ところが、今は、どこで何を食べても、何を飲んでも大丈夫な体を手に入れました。43年間、体調が悪かったので、「健康に戻った」というよりも、「生まれて初めて健康な体になった」と言えます。

あなたは、今後も、水、食材、食事にこだわって、食事制限し、ストレスフルな生活を続けて健康を維持したいですか？　それとも、今の私のように食べたいものを食べて、飲みたいものを飲んで、ストレスフリーな人生を送りながら、より健康になっていきたいですか？　それは、私が決めることではありません。あなたが決めることです。ぜひ、最後まで読んでから、あなたが決めてください。

医者でも、セラピストでも、カウンセラーでも、ヒーラーでも、薬でも、医療器具でもなく、あなたの病気を治すのは、他でもないあなた自身ですから…。

さあ、ここから失った人生を一緒に取り戻しましょう。

２０１９年2月

坂庭　鳳

1回10秒　健康オタクが辿り着いた　世界一シンプルで簡単な健康法　目次

・はじめに「慢性的な下痢を克服した私からあなたへ」

序　章　生まれつきのガリガリという宿命

1　物心ついて以来、胃腸が弱い・18
2　幼い頃からのコンプレックス・19
3　小さい頃からの思込みと刷込み・21
4　脳（科学）とスピリチュアルの不思議な関係・22
5　自分にとって根底にある「不安」と「恐れ」とは・23

第1章　慢性的な下痢（過敏性腸症候群）は医者にも治せない難病

1　トイレからトイレへの移動・26

2　「水」が怖い・28
3　遂に体重が38kgに・28
4　この生活が10年後も続いたら「地獄」・29
5　自殺者3万人と社会の縮図・30

第2章　西洋医学でも東洋医学でも治せない病気がある

1　「遺伝」「ストレス」「自律神経」と言われたらその専門家は諦めろ・36
2　それでも医学を否定しないこと・37
3　民間療法にハマると危険・38
4　体の声に耳を傾けること・40
5　こんな専門家には気をつけろ・44

第3章　慢性的な下痢の正体

1　実は「××」が脅威だった・48

2 「〜しなきゃ」という義務感によるストレス・53
3 人は1日に4万8000回もネガティブな思考をしている・54
4 日頃どんな情報源にアクセスしているか・55
5 1歩外に出ればすべてが脅威・59

第4章 腸活より脳活

1 第1の脳には絶対にかなわない・64
2 これまでに私が試した健康法（閲覧注意）・66
3 「食事で治った」は勘違いだった
（1か月で慢性的な下痢を自力で治した意外な方法）・73
4 脳の思考回路には大きく2種類ある・76
5 脳の思考パターンを見つめ直そう・80

第5章 すべては脳の使い方次第

1 健康、ビジネス、人間関係も、すべては脳の使い方次第・86

2　脳の使い方を変えるとイライラが治まる・88
3　脳の使い方を変えると夜、眠れるようになる・89
4　病気は遺伝しない・93
5　口の中の細菌を除去しても口臭は治らない・94

第6章　脳の使い方次第で人生が変わる

1　「なぜ、なぜ、なぜ」を繰り返すと人はうつ病になる・98
2　未来は過去の延長上にはない・100
3　思考パターンを切り替えて未来に目を向けよう・101
4　「潜在意識」「無意識」「イメージ」「アファメーション」「魂」「宇宙と繋がる」前にやるべきこと・102
5　セミナー、コンサル、コーチング、高額な塾、教材でも結果が出ない人の共通点・104

終　章　クライアントの例

1　あることがきっかけで不安症になり、7年以上の原因不明の下痢が

翌日から快便になったケース（都内・30代・会社経営・Kさん）・108
2 離婚を機に続いていた2年以上の下痢と不眠症が解決したケース
（青森県・40代・シングルマザー・丸谷真理子さん）・109
3 いじめが原因で2年以上の下痢と引きこもりが改善したケース
（群馬県・中学1年・男子・匿名希望）・110
4 4年前に発症したうつ病とパニック障害を克服し、薬をやめられたケース
（大阪府・40代・主婦・山本京子さん）・112
5 仕事の責任感から13年以上続いていた嘔吐と嗚咽が軽減したケース
（群馬県・30代・会社員・千本木将夫さん）・113

講演会参加者の声・119

おわりに「新しい人生の始まり」・150

謝辞・155

医者、セラピスト、カウンセラー、ヒーラーの方へ・158
・参考文献・

序章

生まれつきのガリガリという宿命

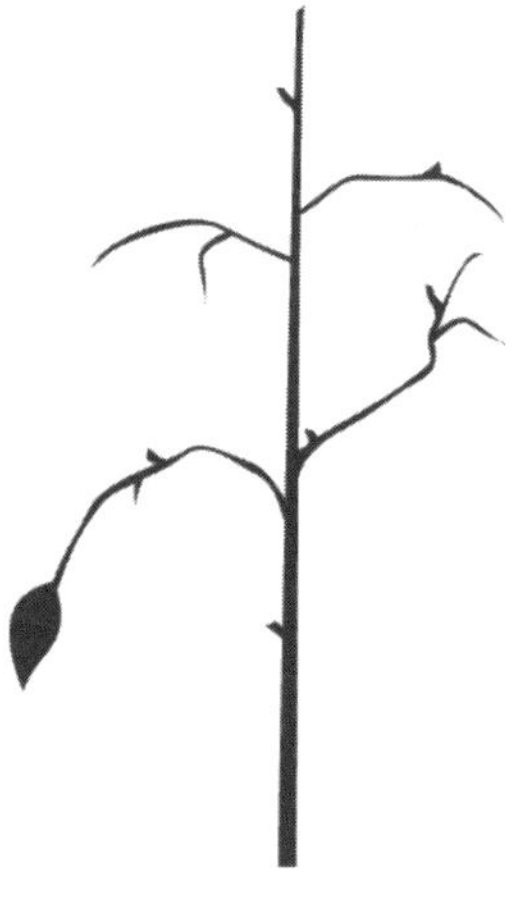

1　物心ついて以来、胃腸が弱い

私は、物心ついたときから、母親に「あなたは生まれつき胃腸が弱い体質」と言われて育ちました。そのため、幼稚園の頃から、毎朝、お腹がくだり、1回トイレに入ると、40分も1時間も出られませんでした。

普通の人であれば、「1年に1回あるか・ないか」という痛みを伴う激しい下痢が、毎日、襲ってきます。外出先でも人の出入りするトイレは落ち着かないため、できるだけ人のいない校舎、建物、フロアを選んで、トイレにこもっていました。

社会人になってからも、営業の仕事のときは、とにかく「キレイで落ち着くトイレのある場所」を常に頭に入れてルート営業していたくらいです。

内勤であれば、トイレを探す心配はないかもしれませんが、今度はちょこちょこトイレに行くのが後ろめたくなります。「皆が一生懸命仕事をしているのに……」「サボっていると思われたら困る……」「長時間トイレから出てこないなんて恥ずかしい……」など…。まして、狭いオフィスでトイレが1つしかなかったら、非常に気を遣いますし、気まずいものです。

いずれにしても、物心ついてから、社会人になっても、トイレの心配から解放されることは1秒もありませんでした。

2　幼い頃からのコンプレックス

小学生時代の身体測定を覚えているでしょうか。私は、背も小さく、ガリガリだったので、毎回、苦痛で仕方ありませんでした。

男子は、パンツ1枚で並ばされ、身長と体重を測ります。その数か月後、必ず、保健室から呼び出され、栄養指導を受けます。

それは、毎年、決まった「コロコロ」した同級生と、「ガリガリ」の私。「太り過ぎ」と「痩せ過ぎ」です。「家に帰ったら、おうちの人にこの紙を見せてね」と献立などが書かれていました。

最初の1年、2年は、母親も「フムフム」と目を通していましたが、明らかに不機嫌そうです。3年、4年になった頃には、「お母さんだって、あなたの栄養のことくらい考えてご飯をつくっているのよ！　あなたは生まれつき胃腸の弱い体質なの!!」「毎年、毎年、失礼な手紙ね！」と、とうとう保健室から持たされた紙をグシャグシャに丸めてゴミ箱へ捨ててしまいました。

母親として心外だったのでしょう。仕事をしながら家事と子育てをこなし、それでも一向に良くならない自分の息子の体調に、母親としても戸惑いがあったのかもしれません。私は、そんな母親をとても責める気にはなれませんでした。

それ以後、私は、母親に保健室からの手紙を渡すことは1度もありませんでした。「これを見せればまたお母さんを怒らせてしまう」「どうせ、自分は体質だから、食事を改善したところで、太れるはずがない」と思ったのです。

確かに、青汁や栄養ドリンクなど、何度か母親に買ってもらい、試したこともありましたが、これといった成果も出ず、断念した記憶があります。

大人になった今、これだけトイレにこもる時間が長いと、どうしても、トイレで地震に遭遇するタイミングも増えました。

「死ぬときはトイレだな」「もし、瓦礫の下敷きで死んだときに、便器と一緒に半ケツで発見されたら恥ずかしいな」「でも、死んだら恥ずかしさもわからないか」「いや、それじゃ、子供たちが、いじめに遭うかもしれない」など、真剣に思ったほどです。

1つ気になるのが、「体質と性格の関係」です。

例えば、「痩せている人」のイメージはというと、決まって「神経質」という答えが返って来ます。逆に、「太っている人」は「マイペースでおおらか」です。

もちろん、必ずしもそうとは言えませんが、でも、不思議に思いませんか。

「痩せている」というのは「体質」ですが、「神経質」というのは「性格」的な部分です。同様に「太っている」というのは「体質」ですが、「マイペースでおおらか」というのは「性格」です。

つまり、「性格」＝「体質」ということです。

では、「性格」は何かと言えば、「思考パターン」ですから、思考パターンを変えれば、体質が変わり、体型が変わる可能性があります。

3　小さい頃からの思込みと刷込み

今でも疑問なのは、「自分が果して、本当に生まれつき胃腸が弱い子供だったのか」ということです。

母親曰く、私は生まれてすぐの頃、夜に酷い下痢をしたそうです。慌てた母親は、私を抱え、かかりつけの病院へ。時間外にもかかわらず、必死に先生のご自宅のドアを叩き、診察してもらったそうです。

「お母さん、この子は生まれつき、他の子どもより胃腸が弱いから注意してあげてください」そう診断されたとのことでした。

この言葉で、母親が私を「生まれつき胃腸の弱い体質」と決めつけ、私も「体質だから太れない」と思い込んだのではないか、今でもそう思うことがあります。

もちろん、「誤診」という意味ではなく、「そのように強く確信してしまった」という意味です。そのような「刷込み」と「思込み」が、人間の一生を左右することは珍しくありません。子供の頃の一言は強い影響を与えます。

まして、それが、一番身近な母親であれば、影響力は相当なものでしょう。

4　脳（科学）とスピリチュアルの不思議な関係

私が、この43年間、どれほどの健康法を試したかは、また別のページでお伝えします。その過程で脳の使い方や科学、スピリチュアルの不思議な共通点に気づきました。

もちろん、あくまでも「素人」の域なのでご理解いただきたいのですが。科学からアプローチしても、行きつくところは「エネルギー」です。スピリチュアルからアプローチしても、行きつくところは「気」つまり「エネルギー」です。

脳の分野からアプローチしても、また、スピリチュアルからアプローチしても、「根底にある不安と恐れを解決しましょう」という課題に行き当たります。トラウマや深い心の傷を癒すには、古い記憶（脳のデータ）を書き換える必要があるということのようです。

脳の分野からアプローチしても、スピリチュアルからアプローチしても、「潜在意識」に辿り着きます。そして、脳の分野からアプローチしても、スピリチュアルからアプローチしても、「母親との関係を見直しなさい」という課題に行き当たります。

まだまだ勉強不足なので、確信を持ってお伝えできるレベルではありません。「素人のたわごと」としてお聞きください。実際に、私の場合、小さいときからの刷込みによる恐れや不安、それに加えて母親との確執がありました（完全に絶縁し、連絡を絶った時期もありました）。

私のクライアントの中にも、小さい頃からの刷込みによる不安や恐れを抱え、同時に、母親との確執があるケースが少なくありません。いずれ、科学や脳の分野がさらに発展することで、そのあたりも解明されるでしょう。

5　自分にとって根底にある「不安」と「恐れ」とは

では、仮に、根底にある不安と恐れが原因だったとして、果して具体的に、どのような不安や恐れを抱えているのでしょうか。

残念ながら、それがわからなければ、当然、解決することは不可能です。スピリチュアル系の本を読む度に、「母親との関係」が出てくると、「あー、ハイハイ」と思って、本を閉じていました。

結論から言うと、母親との関係を解決しなくても、慢性的な下痢や体調不良を治すことが可能な場合もあります。ところが、私には、「根底にある不安と恐れ」が、どうしてもわかりませんでした。自分が一体、何に対して不安を抱き、恐れを感じているのか。

私は、会社経営をしているので、自分の好きな仕事をしています。特にストレスもなければ、日々の生活に不満もありませんし、不安も恐れもありません。

その無自覚こそが、実は体を蝕んでいたことに気づいたのは、つい最近のことでした。「ストレスの元凶」となっているもの。胃腸を壊し、慢性的な下痢を引き起こしていた最大の原因については、この後、別のページでお伝えします。

ところで、「小さい頃からの刷込み」「コンプレックス」「トラウマ」「根底にある恐れや不安」、これらが症状を悪化させていることに私は気づきました。特に、最も身近な両親からの刷込みに加え、学校、社会、会社などに押しつけられる常識やルール、これらのものによって、私たちは「常識」という名の固定観念や社会通念の塊になっていきます。

もちろん、教育や躾として必要な部分もあるでしょう。ところが、自分のストレスやフラストレーションを子供にぶつける親、妻にぶつける夫。その逆。後輩や部下などにぶつける上司や経営者。自分よりも弱い同級生にぶつけるクラスメイトやチームメイト。自分よりも立場の弱い取引先や店員にぶつける客、モンスターペアレント。「誰でも良かった」と人を傷つける犯罪者 etc…。

極端かもしれませんが、ストレスの鬱積がフラストレーションを生み、自分よりも立場の弱い人間にぶつけて発散することで、日本中、いえ、世界中に負の連鎖が蔓延していると感じるのは私だけでしょうか？

私自身、サービスを提供していますが、ほんのささいなミスも「鬼の首を取ったような態度」でフラストレーション全開でぶつけてくる異常なクレーマーに遭遇するケースもあります。中には、こちらのミスでもないのに、他人に責任を押しつけて、自分を正当化し、自らの権利ばかり主張する異常な人間も存在します。個人的な意見ですが、これらすべて、1人ひとりが、根底にある不安や恐れを解決することで、すべて良くなるのではないでしょうか？

第1章　慢性的な下痢（過敏性腸症候群）は医者にも治せない難病

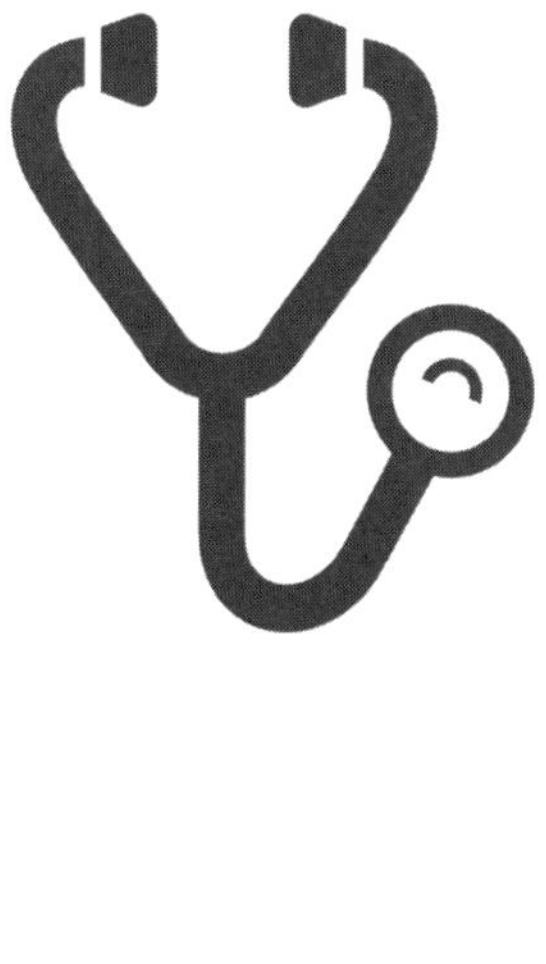

1　トイレからトイレへの移動

私が本格的に胃腸を壊し始めたのは、今から3年ほど前（２０１５年）からです。

幼い頃から胃腸が弱いとはいっても、せいぜい1日に数回、朝に下痢をするくらいでした。ところが、５、６年前から健康オタクにハマり、健康に詳しくなればなるほど、胃腸が悪くなり、３年ほど前からは、「トイレからトイレへの移動」になってしまいました。

ほとんど、「食べたら下る」という状況です。

なぜ、健康に詳しくなればなるほど、胃腸が悪くなったのか、それについては、後ほどお話しすることにします。

もともとガリガリでしたが、３年ほど前から毎年１kgほど体重が減り続けて、体力も落ちてきてしまったのです。

オフィスで仕事をしていても、お腹が1日中ゴロゴロし、トイレに駆け込む。夜になって仕事が終わっても、１人、トイレから出られない。夜の8時頃、冷や汗をタラタラ流しながらトイレにこもるという状態でした。

トイレからようやく出られたと思い、車のエンジンをかけたとたんに、また、「ゴロゴロ……」となります。

オフィスから自宅まで車で20分。ところが、この20分の自宅に辿り着けないのです。家に帰る途中にあるコンビニのトイレにこもって、そこから、40分も1時間も…。

結局、帰宅するのが夜の９時過ぎ、10時過ぎということも珍しくありませんでした。

昔からガリガリだったので、これまでの体重は最高でも46kgでしたが、人生を平均すると43kgです。

ところが、「トイレからトイレへの移動」になると、すでに40kgを下回っていました。身長は165cmですが、この体重で40kgを下回ると、体力がないため、横断歩道で信号機が点滅しても小走りできない状態です。

「何とか、体重を増やし、体力をつけなきゃ」という思いとは裏腹に、下痢が続き、体重は減る一方でした。

私は、仕事柄、都内でセミナーやコンサルをしていますが、セミナーのため、東京に前泊をするときは、前日からほとんど飲まず食わずです。しかも、ビジネスホテルでは寝られないため、１時間ごとに目が覚めます。

つまり、セミナーの度に、前日から、ほぼ「飲まず、食わず、寝ず」という状況でした。当然、当日の朝も飲まず、食わず。

セミナーを1日こなし、帰りの新幹線でようやく、おにぎりをかじったり、ウトウトする。そのような状況を続けていました。

2 「水」が怖い

「トイレからトイレへの移動」から、さらに体調は悪化。遂には食事が摂れなくなり、水分を口に含むこともできなくなりました。

通常、下痢をして脱水症状になれば、水分を補給しなければなりません。ところが、自宅に居ても、お腹のゴロゴロが怖くて水分が摂れなかったのです。

健康な人が、通常、1～2年に1回程度の激しい腹痛と下痢が、私の場合、物心ついたときから、ほぼ毎日、それも40分も、1時間もトイレから出られません。「軽い食あたりのような状態が、ほぼ毎日続く」という感じです。

そして、ここ3年は、毎食後に襲ってきました。その状態では、怖くて「水分補給」なんてできるわけがありません。食事も水分も摂れず、栄養失調でフラフラになり、最後はソファで横になるだけになってしまいました。

3 遂に体重が38kgに

そして、遂に、体重が38kgになってしまいました。38kgにもなると、私の場合、椅子に座っていられませんでした。体力がないので、椅子に座っていることもできなくなってしまったのです。

それでも、病院の検査では、「異常なし」。鏡に映った自分の姿は、骸骨？　ミイラ？　見るも無残です。自分で自分の姿を見るのも苦痛でした。

もともとネットビジネスをしていたので、「自宅で仕事ができる」と思っていましたが、甘かったです。

体力が落ち過ぎてしまい、疲れて、椅子に座っていられない。仮に座っていられたとしても、頭が正常に働きませんから、いずれにしても仕事にはならなかったことでしょう。

私は、もう、お腹を抱え、水を口にすることすらできず、横たわることしかできませんでした。文字どおり、「寝たきり」の生活です。

4　この生活が10年後も続いたら「地獄」

正直、「この状態が10年も続いたら地獄だよな…」「10年後も、この状態だったらどうしよう…」と思いました。日本人男性の平均寿命が80歳とすると、あと倍の40年。40年もこの状態で生き続けなければならないとしたら……考えるだけでゾッとします。

むしろ、「あと何十年もこの状態で生き続けるくらいなら、いっそのこと、今すぐにでも楽になりたい」とすら思ったくらいです。

そりゃあ、年間、3万人が自殺するでしょう。私のように原因不明の慢性的な下痢で、家から出られない、部屋から出られない、トイレから出られないという人はたくさんいます。中には、トイレが間に合わないから、オムツを履いているという若い人もいるくらいです。

家から出られず、仕事もできなければ、収入が途絶えます。「難病と認定されて国や自治体から保障が受けられないか」と本気で思ったくらいです。

5　自殺者3万人と社会の縮図

私は、会社の経営者という肩書の他にも、行政書士という法律の仕事をしており、また、同じ行政書士の資格取得を目指す社会人に受験指導もしています。

行政書士の資格は、年に1度しか受験のチャンスがなく、年度にもよりますが、合格率は1桁です。当然、皆さん、非常に優秀で、意識もモチベーションも高い人ばかりです。

ところが、受験生の中には、うつ病、パニック障害、原因不明の体調不良で勉強できない人たちがいます。彼ら彼女らは、リストラされたり、休職したり、あるいは再就職できず、会社で働けない人たちです。

「自分で資格を取得して独立して稼ごう」というよりも、「自分で資格を取得して自力で稼ぐしか道がない」と言えます。それにもかかわらず、うつ病、パニック障害、原因不明の体調不良ゆえに、勉強が進まず、何年も合格を逃し、社会復帰もできていません。

うつ病で働けなければ、収入がないため、通信や資格予備校を利用する経済的な余裕はありません。また、いくら自分を変えたいと思っても、セミナーやワークショップに参加するお金がない。仮にお金があっても、パニック障害の場合、新幹線や飛行機に乗って都内まで行って参加することができないのです。

本人が一番、歯がゆくて辛いことでしょう。指導する側としては、どんなに講師があの手この手で指導しても、実践できず、合格してくれなければ、実績になりません。

そして、セミナーやワークショップを都内で開催しても、体調不良で来られない人がいるのです。彼ら彼女らは、派遣会社に登録はしていますが、ほとんど稼働していません。つまり、働いていません。無収入ですから、生活も破綻寸前です。

また、私は、企業として、人材を募集する際に派遣会社に依頼することもあります。「このような条件に見合う人を紹介してください」と。すると、派遣の営業マンから次のような回答をいただいたことがありました。「恥ずかしながら、企業様にご紹介できるような、まともな人材が、ほとんどおりません……」と。

事情を聴くと、

・人とコミュニケーションがとれない
・仕事をすっぽかす

・現場で喧嘩をする
・うつ病、パニック障害、体調不良で働けない
といった登録社員が非常に多いとのこと。

もちろん、「子供が小さくて働けない」「条件が合わない」ということもあるでしょう。ところが、それ以上に登録だけして派遣できていない人、つまり「稼働していない人」が田舎の派遣会社ですら、数百人といるのです。

稼働している人が限られているため、派遣会社は当然、儲かりません。企業は、人手不足で人材が欲しいのに人が入ってこない。派遣会社は人を派遣できないのです。

次に、私の例でお話すると、企業の経営者であると同時に、家庭では一家の大黒柱です。

ところが、２０１８年10月に完全に胃腸が壊れ、自分のオフィスに出社できませんでした。何とか体調が良くなり、２か月後の年明け、仕事に復帰したときには会社が傾いていました。「あと1週間遅かったら、完全に手遅れ」という状況に陥ってしまっていたのです。

社長が家で寝込んでいれば、当然、会社が回りませんから、業績は悪化してしまいます（私の場合、スタッフがいたので、チャットや電話で指示を出し、何とか最低限は回っていましたが…）。

そして、一家の大黒柱が体調を崩して家で寝込み、外で働けなければ、収入が途絶えます。

ここに社会の縮図を見たのです。
・リストラされたうつ病、パニック障害、体調不良の人は社会復帰できない（派遣会社に登録して

いるだけ）

・企業はまともな人材が入ってこないから、人手不足で生産性が上がらない
・派遣会社は人を派遣できないから儲からない
・ストレスで体調を崩した経営者が倒れれば会社が傾き、従業員に給料が払えなくなる（取引先にも支払いができなくなる）
・一家の大黒柱が病気で寝込んだら収入が途絶える

これでは、日本が立ち直れるわけがないと思いました。

「いつか誰かが何とかしてくれるだろう」という淡い期待は、永遠に叶わないことに気づきました。「今、ここから自分が何とかしなければ」そんな思いです。だからこそ、実名と顔を出し、自分のコンプレックスを晒してまでも、こうして本を書き、講演活動をしています。

これは、決して他人事ではありません。

もし、あなたの子供が派遣会社に登録しただけで、働きにも出ず、いい歳をしてずっと親のスネをかじって、毎日、家に引きこもっていたらどうでしょうか。

もし、子供が受験で進学にお金がかかる時期に、あなたの旦那さんがうつ病で社会復帰できず、家のローンも払えなくなったらどうでしょうか。

もし、あなたの親がまだ働ける年齢なのに、原因不明の体調不良で、毎月、治療費ばかりかかり、働けずに生活費を圧迫していたらどうでしょうか。

もし、あなたの会社の従業員が、体調不良で出社できず、毎月、診断書だけ提出して、給料ばかり払う状況だったらどうでしょうか。

もし、あなたが働きたくても薬を止められず、それを理由にどこも雇ってくれなかったらどうでしょうか。

もし、あなたの会社の派遣社員が、登録だけして、派遣できず、コンスタントに働けなかったらどうでしょうか。

もし、あなたの会社の社長が体調不良で寝込み、数か月、顔を出さない間に業績が悪化して給料が払ってもらえなくなったらどうでしょうか。

もし、あなたの指導しているクライアントが、原因不明の体調不良で、あなたのアドバイスを実践できず、結果が出なくて、あなたの実績にならないだけでなく、月々の支払いも止まってしまったら、どうでしょうか。

これらは、決して他人事ではありません。

今、まさに、あなたのすぐ隣で、いえ、同じ会社、グループ、メンバーの中で発生している問題かもしれません。

日本の不景気も、自殺者が年間ほぼ3万人前後いるのも、私にはリンクしているとしか思えないのです。あなたはどう思いますか。

第2章

西洋医学でも東洋医学でも治せない病気がある

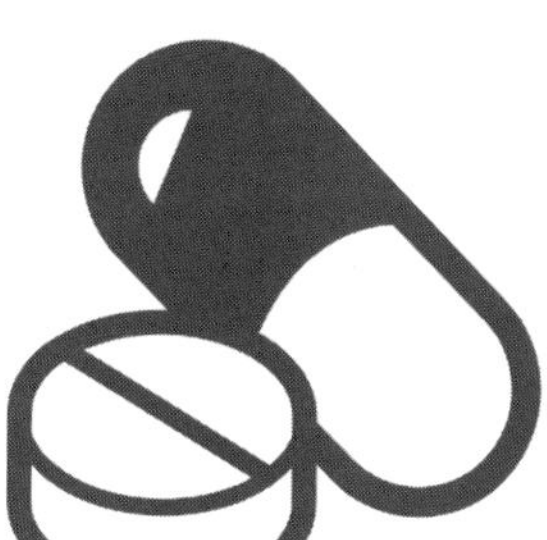

1 「遺伝」「ストレス」「自律神経」と言われたらその専門家は諦めろ

私は、これまで、病院、整体、指圧、マッサージとハシゴしてきましたが、その度に言われたのが「自律神経が乱れています」「副交感神経を優位にしましょう」「ストレスですね」「リラックスしましょう」という言葉です。

正直、「遺伝」「ストレス」「自律神経」と言われたら、その専門家は諦めるしかありません。なぜなら、「原因不明で私には治せません」という意味だからです。

また、私の知合いは、ある病気にかかりましたが、「あなたの年齢でこの病気は遺伝しかない」と言われたそうです。ところが、その人の家系に同じ病気になった人はいなかったそうです。

実は、このようなケースは少なくありません。

心理技術アドバイザーやメンタルトレーナーとして実績のある梯谷幸司先生（トランスフォームマネジメント株式会社）は、言葉と心理技術で「病気をやめる・やめさせる」を提唱していますが、先生によると「病気が遺伝するのではなく、親と同じ考え方をするから、同じ病気になるケースがあるのではないか」とおっしゃっています。

つまり、親の思考回路（思考パターン）が遺伝しているというわけです。

私は、これまでもたくさんの専門家と出会いましたが、ストレスの原因を解明した人は1人もいません。自律神経を整えられる人もいません。リラックスする方法をアドバイスできる人もいません。

結局、「遺伝」「ストレス」「自律神経」と言われたら、その専門家は諦めるしかないのです。

2　それでも医学を否定しないこと

私は、西洋医学でも東洋医学でも治りませんでした。だからといって、医学や医療を否定しているわけでありません。あらゆる検査をしても「異常なし」と診断され、病院で治療できなかったため、断念せざるを得なかったのです。

最初から病院を毛嫌いしたり、薬を飲まないのは、ナンセンスです。まずは、しっかりと病院で検査を受け、医師の診断を仰ぎ、治療法を聞くべきです。

その上で、薬を飲む・飲まない、病院での治療を受ける・受けない、あるいは、いつまで薬を使わずに頑張る、どのような状況になったら治療を受けるなどを判断する。それが正しい病院や薬との付合い方ではないでしょうか。

私自身、健康オタクにハマった時期があります。

花粉症の症状が酷く、鼻も喉も痛くて、目も痒かったのですが、何とか自力で治せないか、免疫力を上げるために食事を改善したり、人に薦められたお茶などを試してみました。ところが、症状は悪化するばかり。とうとう、初めて開催するセミナーの4日前になっても資料がつくれませんでした。しまいには、頭が割れそうに痛くなり、オフィスでグッタリと横になってしまったのです。

「このままでは全国から飛行機や新幹線で来てくれる参加者に迷惑がかかる」と思い、薬局で痛止めを購入し、オフィスで飲みました。するとどうでしょう。1時間もしないうちに効いてしまったのです（無事に資料も間に合い、事なきを得ました）。

もちろん、花粉症が治ったわけではありませんし、それだけの痛みを1時間で抑えることができるのは、相当、体に負担がかかっているはずです。それでも、割れそうに痛い頭を抱えてのたうち回り、仕事にならないよりは、はるかにマシです。

当たり前ですが、医学や医療は、決して私たちの体を悪くするために発展してきたわけではありません。それ以上悪化しないように措置をするためのものとして、発展してきました。だとしたら、やはり、まずは、病院でしっかりと検査をするのが当たり前なのです。

3 民間療法にハマると危険

「金持ちほど、生存率が低い」という話を聞いたことがあります。

なぜなら、ある程度お金を持っている人は、保険の適用されない民間療法も試せるからです。経済的に余裕のない人は、病院で治療を受けるしかありません。

ところが、結果として、民間療法で手遅れになる金持ちよりも、経済的に余裕がなく病院で診察や治療を受けた人のほうが、生存率が高いそうです。

例えば、風邪で熱が出た場合、アロマを試したり、ヒーラーに頼んで遠隔でエネルギーを送ってもらう方法があります。

もちろん、それらを否定しませんが、結果として、風邪をこじらせ、悪化し、完治するのが遅くなるというケースは少なくありません。

健康に対する意識が高く、同時にスピリチュアルにも興味のある人は、そのような傾向にあるのは事実です。

ただし、これは非常に危険です。「たいした病気でもないのに、病院で薬をもらって安易に飲むと免疫力が落ち、かえって病気になりやすく、治りにくくなる」というのも、確かに、一理あります。実際に以前の私もそうでした。

健康オタクの私は、「病院には行かないほうがいい」「薬は飲まないほうがいい」という思考が完全に出来上がっていました。

だからといって、病院の検査や医師の診断も受けずに、最初から民間療法に走るのは非常に危険です。早期に治る病気も治らなくなったり、生存できたはずの人が命を落とす危険すらあります。民間療法にハマることで、適切な措置を早期に受ける機会を失う恐れがあるのです。

万一、親であるあなたが民間療法にハマり、最愛の子供の命を落とすようなことがあったら、悔やんでも悔やみきれません。

繰返しになりますが、まずはしっかりと病院の検査を受け、医師の診断を仰ぐことです。「健康オタク」の「素人判断」は危険ですので、くれぐれも注意しましょう。

4　体の声に耳を傾けること

日本の健康ブームは、終わりが見えません。毎日のように健康器具がテレビCMで流れ、毎年のようにスーパーフードが誕生し、新しいトレーニング法が開発され、Youtubeでも毎日相当の数の動画がトレーナーやセラピストによって投稿されています。有名人によるサプリやプロテインのステマも後を絶ちません。

自分にとって最適な健康法は何か？　ズバリ、「体の声に耳を傾けること」です。食事、睡眠、運動、いずれも健康には必須です。ただし、どのような健康法であっても、決して無視してはいけないのが、「体の反応」です。

私は、以前、あるネットワーク系のデトックスプログラムを試したことがあります。1週間で10万円ほどもするプログラムでしたが、1日にサプリとプロテインで4リットル近くの水分を摂取し、デトックス（排泄）し続けるというものでした。

通常、成人男性が1日に摂取する理想の水分は2リットル、女性は1・5リットルといわれています（体格によるので1つの目安です）。正直、この量でさえ、飲み慣れていない人は大変ですし、体が冷えます。それを4リットルです。しかも、単なる水分ではありません。サプリとプロテインを大量に摂取するというものでした。

特に、健康に関する国家資格を持った人がついているわけでもありません。1人ひとりに担当のプロやトレーナーがつくわけでもありません。年齢も、身長も、体重も、血圧も、病歴も一切考慮せず、購入した一律の分量を、素人が「デトックスプログラム」のメニューに従って飲み続けるだけです。

これは、非常に危険でした。そのデトックスプログラムは、寝る30分前までプロテインを飲むため、まるで「溺死」するほど、大量のサプリとプロテインを水で流し込み続けます。

冬に始めたため、水分の取り過ぎで、家の中でフリースを着込んでも体温が下がり、ガタガタと震えが止まりません。

当然、朝から晩まで排泄（下痢）し続けます。朝から晩までトイレの往復ですから、年末年始、GW、夏季休暇のようなまとまった休みの間しかできませんでした。

私は、年末から飲み始めましたが、朝から晩までトイレにこもりっきり。深夜も排泄し続けるため、眠れません。

1日目、2日目ともに、食卓でグッタリしました。苦しくて、言葉も出ません。寒さで体は震え、「しんどい」の一言です。

深夜2時、3時にも、頻繁にトイレに駆け込み、排泄（下痢）をし続けます。今思うと、ただでさえ、下痢なので、あえてデトックスプログラムなどする必要は全くありませんでした。

1日目は、午前中にのんびりと飲み進めたため、後半がつらくなりました。そこで、2日目は、午前中からハイペースで飲み続け、寝る前には何とか飲み終えたのです。

それがいけなかったのです。日付が変わった3日目の深夜2時過ぎ、私はガタガタと震える体を抑えながら、トイレにこもって排泄（下痢）をし続けました。悪寒が走り、頭は割れそうに痛い。「3日目を続けるべきかどうか」と悩み始めました。

そのとき私は、頭では「3日目以降も飲めそう」と思っていました。ところが、体の反応はそうではなかったのです。頭で考えていたら「GO」です。ところが、「体の反応」を見たのです。

1日に4リットル近くの水分を摂り続け、下痢をし続ける。寒さで体は震え、悪寒が走る。遂には頭が割れそうに痛い。「体の反応」は、決して「GO」ではなく、むしろ、「STOP」と訴えていたのです。そこで、私は、断念することに決めました。

1週間で10万円もするデトックスプログラムですが、断念することを決意ました。翌朝、食卓にいる家族に向かって、グッタリした状態で「止める」と宣言したのです。そのとき、家族に言われた一言が忘れられません。

「そうだよね。この人は朝になったら死んでいるかもしれないと思った。どうせ止めても聞かないだろうから黙って見ていたけど」と言われたのです。

同じデトックスプログラムを実践している他のメンバーは、Facebookグループの中で「それは好転反応だから問題ない」と言っていた人もいます。その一方で、「私も同じ状態で断念しました」という人もいました。

私にとって、それは決して「好転反応」とは思えませんでしたし、あのまま頭で考えて、3日目、4日目と続けていたら、本当に死んでいたかもしれません。

何の知識も経験もない素人の集団が、安易に「好転反応」と主張するのは非常に危険です。もちろん、そのデトックスプログラムが悪いというつもりはありません。実際にそれでデトックスに成功し、体調が良くなった人がいるようですから…。

ただし、「親しい人がやっているから」「有名人がFacebookやブログ、雑誌で書いていたから」「専門家が推奨していたから」という理由で続行することほど危険なことはありません。どんなに有名な健康法で、親しい人に合っていたとしても、自分に合っているかどうかは別なのです。

年齢、身長、体重、体質、病歴、血圧などを考えればわかりますが、100人いれば、100通りの健康法があると思うのが自然でしょう。まして、「ファスティング（断食）」や「デトックス（排泄）」は、1歩間違えば、命の危険があります。場合によっては、救急搬送されてもおかしくありません。

頭で考えることほど危険なものはありません。最終的には、自分の体の反応で決断しましょう。それが、「体の声に耳を傾ける」という意味です。また、固有名詞は避けますが、有名な食事法でも、実践者が癌で亡くなっているケースもあります。

医師の発表で「良い」とされた治療が、数年後、その医師によって「良くない」と主張を覆されたものもあります。「流行り」に飛びつくほど、危険なものはありません。どうせ試すなら、昔からある食事法や健康法のほうが、まだ安心かもしれません。

5　こんな専門家には気をつけろ

私は、これまでにあらゆる健康法を試してきましたが、安易にサプリやプロテインをすすめる人は決して健康のプロではありません。毎月、3万円～5万円も飲み続けてきた私が断言します。サプリやプロテインで病気は治せませんし、健康にはなれません。

もし、本当にそれで治っているのであれば、私もとっくに健康になれていたはずですし、今頃はムキムキのマッチョになっていたでしょう。原因不明の体調不良で悩んでいる人も、今頃、ピンピンしているはずです。「栄養補助食品」とはよく言ったもので、本当に「補助」的な役割に過ぎません。あくまでも、すでに健康で栄養をしっかりと消化吸収できる人がプラスアルファで摂取するものであり、私のようにマイナスの状態の人間や病気の人が飲んでも、全く効果はありません。サプリやプロテインを最初からすすめる人は、「サプリやプロテインで儲けたい業者」に過ぎません。

次に、すぐに「霊」の仕業にする人がいます。

目に見えないものを否定するつもりは全くありませんし、その可能性もゼロではありません。ただし、中途半端に何かが見えたり、聞こえたり、感じたりする人ほど、安易に「霊障《れいしょう》」といって、霊の仕業にする傾向があります。安易に霊の仕業にして、怖がらせ、水晶やブレスレット、遠隔でエネルギーを云々とお金を請求する人間は信用できません。「藁にもすがる思い」もわかりますが、くれぐれも変なものに引っかからないようにしてください。

同時に、中途半端なスピリチュアル系の人も、不用意に霊の仕業にして怖がらせるのは止めてもらいたいものです。

私自身、過去に、数人から、「何かが憑いている」と言われて、以後、その人には相談を止めたことがあります。実際には、脳の思考パターンで健康になっていますので、「何も憑いていなかった」ということでしょう。霊の仕業にする前に、自分の脳の使い方を見直すべきです。

個人的には、目に見えないものを否定はしませんし、また、スピリチュアル系やお祓いをしている人も身近にいますので、敬意をもってお付合いをさせていただいています。

いわゆる「本物」と言われている方たちは、安易に名刺を渡したり、Facebook 等に肩書きを名乗ったりしません。もちろん、勝手に遠隔などで視たり、頼んでもいないのにエネルギーを送ってくるようなことも一切しません。実力もない、中途半端な人ほど、自分を誇示し、「遠隔」「霊視」「エネルギー」「宇宙」と言って、相手を怖がらせ、おどろおどろしいブレスレットやお札などを押売りしてきます。決して否定はしませんが、「本物」と言われる方は１０００人中せいぜい１人、２人です。あなたもくれぐれも注意してください。

「西洋医学でもダメ」「東洋医学でもダメ」「スピリチュアルでもダメ」と聞いて、あなたはどう思いますか。

「じゃぁ、一体、どうしたら治るんだ!?」と思ったかもしれません。私も、正直、万策尽きた…と諦めそうになりました。これまでに、整体・指圧・マッサージ、サプリ、プロテイン、食事療法など、あらゆるものを試してきました。

毎回、新しい健康法を知ると、「これで治るはずだ！」と飛びついては、全く効果がなく、ガッカリする、この繰返しでした。そのうち、「今度こそ良くなるぞ！」から、「また、これで効果がなかったら…」と否定的な気持ちになり、チャレンジできなくなってきました。

同級生も、友人・知人も、同居の家族も、誰1人、この苦しみを理解してくれる人はいません。どんな名医もゴッドハンドにも治せません。

それでも、私には信念がありました。「絶対に再現性の高い方法で健康になって、同じように苦しんでいる人にも伝えたい」「生きて乗り越えて、これまでにお世話になった人に『お陰様で元気になりました』と、よい報告をしたい」、ただ、それだけをモチベーションに過ごしていました。

そして、その信念が、遂に実を結ぶ日が来ました。それは、今でも忘れもしない2018年6月25日（日）、東京八重洲の地下で、それは起きました。

そのエピソードについては、次章でお伝えします。

第3章　慢性的な下痢の正体

1　実は「××」が脅威だった

第1章の4の「脳（科学）とスピリチュアルの不思議な関係」で触れましたが、では「根底にある不安と恐れ」の正体は、一体何でしょうか。これがわからなければ、原因不明の慢性的な下痢が治せません。私は必死に考えました。それでも、自分ではわかりません。

「ストレスの原因」

「根底にある恐れと不安」

考えても、考えても、わからないのです。

ところが、ある日、私にとって、この日は一生忘れられない日になりました。自分の誕生日よりも重大な意味を持つ日になったのです。

忘れもしない、２０１８年6月25日（日）、東京八重洲。

私は、ビジネスパートナーと朝からセミナーを開催していました。午前は私、午後はパートナーの担当です。自分の講義が終わった後、夕方まで時間が空いたため、八重洲の地下街をぶらぶらしていました。「根底にある不安と恐れって一体何だろう…」と考えながら。

日曜日の八重洲の地下街を歩いたことがあるでしょうか。ものすごい人です。その人混みの中を歩いているとき、「はっ！」と気づいたのです。「根底にある不安と恐れは、これだったのかっ!!」と。

私が無料で配布している電子書籍やFacebookでも、「××が脅威」と伏字にしています。

これまでに、医者、カウンセラー、セラピスト、栄養士、トレーナー、スピリチュアル系の人などにこのクイズを出しましたが、誰1人として当てた人はいません。

当然と言えば、当然です。わかっていれば、治せているからです。わからないから、西洋医学でも、東洋医学でも、スピリチュアルでも治せない。それだけ難問ということです。あなたには「××」に入る漢字2文字がわかりますか？

「家族」「仕事」「人混み」

人によっては、

「宇宙」「エネルギー」

と言った人もいます。

残念ながら、すべてハズレです。どんなに考えても出てこないでしょう。

原因不明の慢性的な下痢は、これまでずっと「外食」「食事（食材）」だと思っていました。「食べれば下痢をするわけだから、食事が原因ではないか？」「外食した際の悪い調味料などが原因ではないか？」と思っていました。食べれば下痢をする、となれば、食べているものが悪い、胃腸が原因だと思いがちです。だからこそ、「外食」「食事（食材）」だと思っていました。それ以外に思いつかなかったのです。

ところが、正解は、「外食」でもなければ「食事（食材）」でもなく、何と、「外出」だったのです。

家から1歩出れば、すべてが脅威でした。

例えば、車で会社へ向かおうとすると後ろの車に煽られる。新幹線で出張に向かおうとすれば、ナタやサバイバルナイフを振り回した人間に遭遇するかもしれない。飛行機に乗れば、テロでハイジャックされるかもしれない。などなど……。

いくら自営業で、好きな時間に起き、好きな仕事をしていたとしても、これらがすべて脅威であり、ストレスだったわけです。自営業ゆえに、ストレスにさらされているという自覚が一切ありませんでした。

実は、「外出が脅威」というのは、正確ではありません。厳密に言うと、もっと驚くでしょう。私の場合、何と、「自分を取り巻く、空気以外のすべてが脅威」でした。これは、おそらく、どんな医者もセラピストもカウンセラーも気づけないでしょう。

例えば、サプリ。サプリのカプセルは、人間の体に安全でしょうか？　最近こそ、体に無害なオーガニック（自然由来）でつくられたサプリもありますが、つい「このカプセルは大丈夫かな？」と思ってしまいます。

「健康志向の人のお腹から、大量のカプセルが出てきた」という話は、以前からまことしやかに囁かれています。健康のために毎日、何錠ものサプリを何十年と飲み続けた場合、もし、カプセルが人体に害のあるものだったら、体内に蓄積され、数年後、数十年後、健康を害する恐れがあります。

また、中身の粉末。以前、サプリを製造している工場の廊下に口の空いた袋が置いてあり、従業員が言われた分量だけドカドカと機械に入れて、また、袋の口を開けたまま廊下に放置されていた映像が告発されてニュースで流れたことがありました。埃だらけで不衛生な環境です。健康食品に関する規制は、年々厳しくなっているため、そのような工場は今では少ないと思いますが、現状はわかりません。

正しい情報かどうかは別にしても、そのような情報がすべて頭に入っているため、つい栄養を摂るためのサプリを飲むのですら、無意識的に悪い情報を思い出し、「悪い物」として受け入れていたのです。

次に水。あなたは、普段、水道水、ウォーターサーバー、ペットボトル、浄水器、どの水を飲んでいますか？

「田舎の水道水も安全ではない」と言われています。以前、プラチナの棒が入った100万円以上もする浄水器が流行った時期がありました。ところが、調べたところ、プラチナが抜かれており、浄水器としての役割を果たしていない粗悪品が出回って問題視されたことがあります。

では、ウォーターサーバーはどうでしょうか？　時々、「ボコ！ボコ！」と音を立てるタイプのものがあります。あれは、大気を取り込んでいると言われています。そのため業者によっては、「うちのウォーターサーバーはボコボコ言いません」というのを売り文句にしているくらいです。

それでは、ペットボトルの水はどうでしょうか？　残念ながら、容器の成分が溶け出しているというデータもあります。

「浄水器も効果がなく」「水道水も安全ではない」「ウォーターサーバーもダメ」「ペットボトルも」となると、安心して飲める水がありません。といっても、ここでは、「ウォーターサーバーが悪い」とか「ペットボトルの水は飲むな」という話ではありませんので、誤解しないでください。

それでは、外食。パスタ、ライス、スィーツ。「白いものは体に毒」と言われています。茶碗1杯に角砂糖14~17個分の糖質が含まれていると言われていますし、白米より玄米のほうが栄養価が高いと言われています。また、糖質は、依存性が高いため「麻薬よりも麻薬」と言われているくらいです。グルテンフリーや玄米、黒糖が良いとされている理由です。

つまり、健康オタクになればなるほど、それらのネガティブな情報がインプットされ、何かを口にしようと思った瞬間に、否定的な考えと、それを口にする罪悪感でネガティブな思考になっているということです。

事実、私が最も体調が悪かったときは、水さえも、下痢をするため怖くて口にできませんでした。健康オタクになればなるほど、体を悪くする。食事や健康にこだわっている人ほど、ストレスで体調不良になるメカニズムと言えます。

これまで、「健康のためなら死ねる」と豪語していた私ですが、本当に死にかけました。

「空気以外の自分を取り巻くすべてが脅威だった」とは、そういうことなのです。

ただし、安心してください。私のように「根底にある不安や恐れ」を突き止めなくても、私と同じように思考パターンを切り替えるだけで、皆さん、慢性的な下痢が止まっていますし、うつ病やパニック障害も改善しています。

言い換えると、根底にある恐れや不安はともかく、日常、ほとんどの人が、私と同じ思考回路だったということでしょう。具体的な「思考パターンの切り替え方法」については、この後、お伝えします。

2 「〜しなきゃ」という義務感によるストレス

具体的に、何がどのように脅威だったのか、お話しします。

例えば、私は、朝４時30分には目覚ましもかけずに目が覚めます。午前６時台には家を出て、午前7時にはオフィスで仕事をスタート。好きな仕事をして、午後３時にはオフィスを出て家に向かいます。夜は、家族と食事をし、夜10時には寝ています。

果して、この生活のどこにストレス（不安や恐れ）が、あるでしょうか？　むしろ、「羨ましいですね」と言われるくらいですし、私自身、何のストレスも実感していませんでした。

ところが、なぜ、６時台に家を出るかです。車社会で通勤ラッシュを経験している方はわかると思いますが、毎朝、カーチェイスです。ウィンカーも出さずに、何度も車線変更を繰り返す車。後ろから煽る車。信号待ちになったとたんに、コンビニの駐車場をショートカットして走り去る車。毎朝、7時台になると、本当に酷いものです。そのため、「7時前に家を出なきゃ」と思っていました。

実は、この「～しなきゃ」がストレスの原因だったのです。

後ほどお話しますが、この「～しなきゃ」という思考回路を「苦痛系回路」と言います。

オフィスに到着しても、「新規客を獲得しなきゃ」「顧客のフォローをしなきゃ」「スタッフに指示を出さなきゃ」「依頼していたホームページを確認しなきゃ」「セミナーの準備をしなきゃ」と、まさに、「～しなきゃ」のオンパレードでした。

午後3時にオフィスを出るのにも理由がありました。午後4時にもなると、今度は主婦が買出しに出る時間なので道が混みます。「その前に、帰らなきゃ」というわけです。

そして、帰宅すれば、今度は「犬の散歩をしなきゃ」「ご飯を食べなきゃ」「お風呂に入らなきゃ」「寝なきゃ」と。寝る寸前まで「～しなきゃ」という義務感によるストレスを抱えていたのです。

3　人は1日に4万8000回もネガティブな思考をしている

人は、1日に6万回思考し、そのうち、80％の4万8000回もネガティブな思考をしていると言われています。

この「ネガティブな思考」は、まるで、パソコンを起動すると、バックグラウンドで無意識的に起動し続ける、「重い、アンチウィルスソフト」のようなものです。

脳は、アイドリング状態で常に起動しています。仮に、一時、意識的に「ツイてる！　ツイてる！」

と言ったところで、それ以外の、80％は無意識的にネガティブです。

圧倒的にネガティブな思考に占領されていると言ってもいいでしょう。ほんの一時、美味しいものを食べて「美味しい」「幸せ」と感じたところで、それ以外の80％はネガティブな思考で脳が占領されているわけです。

いかに無意識的にもネガティブな思考をせずに、苦痛系回路を起動させないかがポイントになってきます。

また、後ほどお伝えしますが、「〜しなきゃ」という苦痛系回路の反対が、「報酬系回路」と言われています。「それをすることによって得られるメリットは何か？」と考えて行動に移す思考パターンです。

結論を言ってしまえば、意識的に報酬系回路に切り替えることによって、43年間にも及ぶ原因不明の慢性的な下痢がピタリと止まりました。詳細は、また後ほどお伝えします。

4　日頃どんな情報源にアクセスしているか

「空気以外の自分を取り巻くすべてが脅威」とお伝えしましたが、その前に、「外出が脅威」と言ったのには意味があります。

そもそも、いつから、このような「〜しなきゃ」という義務感で脳が一杯になってしまったのかということです。

遡ると、2011年3月11日に発生した「東日本大震災」だということに気づきました。

当時、私にとっての不安は、「帰宅難民」です。

群馬県前橋市在住の私は、都内に出張に行くことが増えたため、常に避難用のアイテムも持ち歩くようになったのです。折り畳み式のヘルメット／替えの下着／薬／サプリ／非常食／アウトドアで使う万能マルチツール／懐中電灯と電池／電池の予備、などです。

日帰りのときでさえも、スーツケースに一式を詰め込み、都内へ移動していました。セミナーに参加する際に、知合いの経営者からは、毎回、「坂庭さん、きょうは泊まりですか？」と聞かれたほどです。私からすると、「帰宅難民になったら、この人は一体どうするつもりだろう」と思っていました。その頃から、「～したらどうしよう」「～しないように備えよう」という意識が過剰になったと記憶しています。

時は前後しますが、2008年6月に発生した秋葉原の歩行者天国での無差別殺傷事件しかり。「もし、この人混みの中、サバイバルナイフを振り回す人間がいたら」と思うと、東京の人混みは常に脅威です。2018年6月に発生した新幹線でナタを持った男が男性をメッタ刺しにした事件もあります。「新幹線の座席を取り外して盾にできる」と知り、翌日に早速、新幹線で取り外して試したほどです。

ところで、車社会の田舎では、人が歩いていません。日中も車移動のため、徒歩の人を見かけるほうが珍しいくらいです。このような環境下では、子供が下校時に建物と建物の間を通った際に車に連れ込まれてさらわれてしまいかねないといった心配が湧いてきます。実際に、全国で子供の連れ去り事件が増えています。

そのため、子供たちには「ＧＰＳ機能の付いた端末を持たせなきゃ」「防犯ブザーを持たせなきゃ」「きちんと音が鳴るのか？」「電池は切れていないか？」となるのです。

新幹線の座席に関しては、ネットで護身術を調べたところ、「お店では、万一の際に脱出できるよう、出入口に近い席を確保すること。店内がすべて見渡せる席に座ること」と書込みがありました。しかし、「新幹線の場合はどうなるのだろう」と気が気ではありません。仮に新幹線の車両の中で進行方向に対して、一番後ろに座っても、ナタを持った人間が後ろから入ってきたら、真っ先に自分が被害に遭います。

馬鹿みたいな話ですが、私は、駅の改札の前で「座席は窓側か、通路側か」「進行方向に向かって一番前か、一番後ろか。いや、むしろ、真ん中か」と悩み、いつまで経ってもチケットが買えないことがありました。

また、思考回路と合わせて重大なことに気づきました。それは、自分が日頃、どのような情報源にアクセスしているかということです。

・ニュースサイトのコメント欄
・アマゾンのレビュー

・Youtubeの関連動画

私は、事件や事故が起こる度に、Youtubeで関連動画まで見て、ネガティブな気持ちになっていました。

例えば、新幹線の中でナタを持った男が殺傷事件を起こしたときは、Youtubeの視聴履歴はすべて護身術関係でした。

また、日大のアメフトの選手が故意による悪質なタックルをしたときは、日頃、テレビなど一切見ないにもかかわらず、スマホでリアルタイムで謝罪会見などを見ました。さらに、Youtubeの関連動画では、事件を起こした生徒の顔や実名が出ている動画を見ては、「これは大変なことをしてしまったな…」と思ったり。

あるいは、アマゾンで本を買う際は、良い評価だけ見て買えばいいのに、あえて★が1つのレビューを見て、ネガティブな気持ちになっていました。

特に深夜、ソーシャルやネットの掲示板を悶々とスクロールしている人は、要注意です。日頃、自分がどのような情報源にアクセスしているか、点検してみましょう。ブラウザやYouTubeの履歴を見れば一目瞭然です。

それ以来、ニュース系のアプリはすべて削除し、今では天気しかチェックしなくなりましたので、ネガティブなニュースが飛び込んできたり、自分から必要以上にアクセスすることがほとんどなくなりました。

5　1歩外に出ればすべてが脅威

煽り運転、お年寄りのアクセルとブレーキの踏み間違え、クレーンの横転、天井の落下…、私たちを取り巻く世界は決して安全ではありません。むしろ、1歩外に出ればすべてが脅威です。それに引きずられてネガティブな気持ちになると、私のような原因不明の体調不良から抜け出せなくなります。

実際に私の地元で起こった事件・事故は、２０１８年だけでも次のようなものがありました。

・深夜のコンビニに刃物を持った男が強盗に押し入り、駐車場で複数の警察官に取り押さえられる
・ショッピングセンターのカウンターの中まで車が突っ込み、客や従業員15人が重軽傷
・始業式の朝、対向車線を猛スピードで逆走した高齢者の運転する車にはねられ、女子高生２人が重体（後、１人死亡）

世界を見渡せば、

・煽り運転でトラブル
・解体工事の脇を通った際にクレーンが倒れてきた
・走っていたら天井が落下してトンネル内に閉じ込められた
・プールや体育館の天井が落下

・ライブハウスの床が抜け落ちた

など。決して、世界は安全ではありません。

それでも、あえて報酬系回路で生きることでしか、ストレスを抑え、原因不明の体調不良を治す術はないのです。

ましてや、医療の現場などでは、常に緊急な状態が続いていますから、「戦闘モード」になり、「今すぐ〜しなきゃ」と思うことが多いでしょう。

それ以外の業界でも、勤勉で熱心な人ほど、「〜しなきゃ」と苦痛系回路で仕事に取り組んでしまう傾向にあります。特に、デスクワークなど、頭を使う傾向にある人は、熱心に調べ、考え、行動に移す前に悶々とするケースが多い気がします。

「オバケは出てから怖がればいい」という言葉があります。ある程度はシミレーションするとしても、体育会系の人のように、まずは行動し、失敗したら、改善策を見直すというような行動パターン・思考パターンを見習うといいかもしれません。

いじめ、クレーマー、上司によるパワハラ、配偶者によるモラハラ、DV、モンスターペアレントなどが増えているのも、社会全体に苦痛系回路で生きている人が増えているかもしれません。被害を受けた人は、そのフラストレーションを晴らすために、さらに弱い相手にストレスをぶつける……。この負の連鎖を止める意味でも、国民全体で報酬系回路による思考パターンを実践する必要があるのではないでしょうか。

医療現場、企業、教習所、学校、自治体、習い事、家庭、すべての環境で、1人ひとりが実践したら、煽り運転、イライラ、いじめ、うつ病やパニック障害、体調不良、暴力、犯罪、フラストレーションなど、すべてが減るのではないか？　素人ながら、そのような可能性も感じています。

ぜひ、これを読んでいる現場のリーダーは、積極的にあなたの職場や環境で実践してください。もちろん、私にできることであれば、喜んで協力させていただきます。

例えば、医療の現場であれば、私と同じ症状の過敏性腸症候群の患者だけを集めて、報酬系回路に切り替える前と後で症状を比較してみる。あるいは、薬を使用している患者さんと、薬を止めた患者さんで比較してみる。

これは、他の症状、うつ病などに置き換えれば、心療内科でもそのまま活かせるでしょう。実際に、うつ病とパニック障害で4年間苦しんでいた方が、1回の個別相談で症状が改善し、その1か月後には薬も止められています。

企業の場合、ストレスを抱えて生産性が落ちているスタッフもいるでしょうし、入社の段階でうつ病の人もいれば、入社後にうつ病になった人もいるでしょう。企業研修として呼ばれるケースもありますが、役員の方やスタッフの方も一緒に試したところ、非常に良い評価をいただいています。

各免許センターで、更新の際に、視力検査と合わせて脳の使い方をテストし、判断してもいいかもしれません。運転の免許に関していえば、違反者講習で導入してはいかがでしょうか。

煽り運転などは、社会的に問題になっています。イライラしやすいタイプの人や、すぐにクラクションをならすタイプ、スピードを出しやすいタイプがわかれば、事故やトラブルを未然に防ぐことができます。

学校教育の現場であれば、保健室登校の生徒や不登校の生徒に対応できます。不登校の男子生徒と個別相談を行いましたが、前後で明らかに変化があります。それまでは塞ぎ込み、母親を通しての会話でしたが、「あれをやりたい」「これをやりたい」と将来について夢を語り始め、また、1か月後には自分の意思で定期的に学校に通うだけでなく、学校以外の場にも自分の居場所を見つけることができています。社会性が出てきたといってもいいでしょう。

不登校の生徒に限らず、道徳の時間を使って、生徒にやってみてもいいでしょうし、その前に、教師自体がやってみてもいいと思います。子供だけでなく、保護者にも必要かもしれません。

さらに、そこから、各家庭において、親子でやるだけの価値があると思っています。

学校、会社、家庭において、それぞれが脳の使い方を変えることでストレスが減り、イライラが治まれば、社会全体が良くなるはずです。

私1人が頑張っても、社会を変えることはできません。ぜひ、それぞれの現場のリーダーに積極的に導入してほしいと思っています。

第4章　腸活より脳活

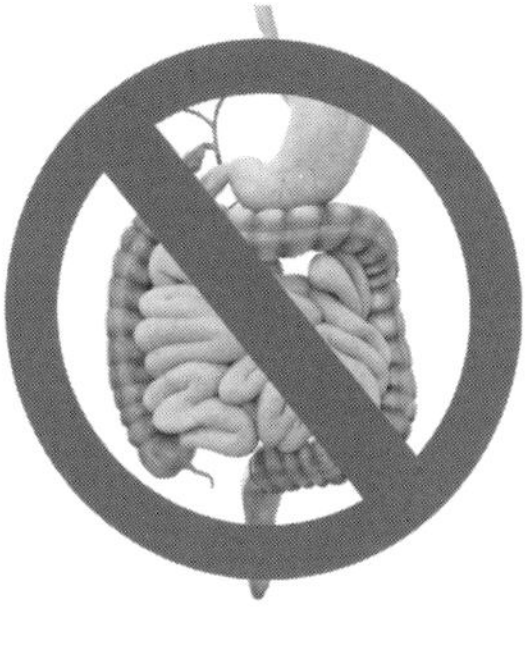

1　第1の脳には絶対にかなわない

なぜ、「腸活はムダ」なのかという話に入りたいと思います。

そもそも、「腸は第2の脳」と言われています。なぜでしょうか？　あなたも一度くらい聞いたことがあるかもしれませんが、「幸せホルモン」と呼ばれるホルモンがあります。

この幸せホルモンは、腸でつくられます。

幸福感が足りない場合には、「腸活をするとよい。腸活をすれば、幸せホルモンが分泌されるため、幸福感を感じやすい」というわけです。

次に、免疫機能の7割は、腸が司るとも言われています。そのため、腸内環境を整えることで病気になりにくい、あるいは治りやすいのです

また、異論もありますが、「人間の臓器は、腸から育つ（できる）」と言われたり、血液をつくるのも腸と主張する人もいます。

そして、「腹が黒い」「腹を決める」「腹に落ちる」「腹を抱える」「腹を立てる」「腹を割る」「腹を読む」「腹の虫の居所が悪い」など、感情を伴う言葉には「腹」がつくことがあります。それだけ腸には感情がこもりやすいと言われています。

実際に、腸をマッサージすると、感情が解きほぐされ、泣き出す人がいれば、怒り出す人もいま

す。これが「腸は第2の脳」と呼ばれる理由です。

ところが、いくら腸が第2の脳とはいっても、第1の脳にはかないません。これは「絶対」です。

43年間、胃腸を壊し続け、3年以上、腸活を実践した私が身をもって断言します。そのことに気づかずに、脳の思考パターンも変えずに、必死に、腸活に時間とお金をつぎ込み、かえって具合を悪くしたら本末転倒です。

「食べれば下痢をする」「食べ物で健康になれる」「だから、腸活をすれば健康になれる」と妄信していると非常に危険です。最終的には、私のように、原因不明の体調不良から抜け出せなくなってしまいます。

ただし、誤解があるといけませんが、「腸活が悪い」ということではありません。マイナスの状態の人が、いくら乳酸菌や酵素を摂取しようが、サプリやプロテインを摂ろうが、マッサージしようが、何も身にならない、結果に結びつかないという意味です。

言い換えると、マイナスからゼロに戻った人が、ゼロからプラスに、プラスの状態からさらにプラスにしたい人、このような人にこそ、腸活は有効となるのです。

私が全国を飛び回っている「腸活ムダ」という講演会でも、「まずはマイナスの状態をゼロに戻すことから始めましょう」とお伝えしています。ゼロに戻れば、あとは、すべてプラスに持っていくものですから、腸活でも何でもやればいいと思います。

2　これまでに私が試した健康法（閲覧注意）

それでは、実際に、これまで私が試した健康法をご紹介します。

これで紙面を割いていると思われたくないので、文字を詰めて記載します。

発酵食品を摂る、腸内環境を整える、食材や調味料に気をつける、添加物、遺伝子組換えを排除する、老廃物を出す（デトックス）、ファスティング、腸モミ、スロージューサーで酵素ジュース、スムージー、生で野菜を摂る、加熱した食材を摂る、栄養指導を受ける、サプリ、プロテイン、整腸剤（消化剤）、飴粉、生姜紅茶、たんぽぽコーヒー、梅干、梅肉エキス、アサイーボール、チアシードのようなスーパーフード、岩塩、高品質なオリーブオイル、乳製品を避ける、自分で豆乳ヨーグルトをつくる、乳酸菌を摂る、ボーンブロス、手作り味噌、自分で出汁を摂る、薬膳料理、グルテンフリー、1口30回以上噛む、紫蘇ジュース、筋膜リリース、呼吸を整える、副交感神経を優位にする、自律神経を整える、リンパケア、エステ、ストレッチ、筋トレ、体幹トレーニング、縄跳び、ウォーキング、マラソン、ラジオ体操、日光に当たる、整体、指圧、骨盤を矯正、瞑想、マインドフルネス、座禅、滝の修行（↑死にかけたやつ）、ヨガ、針、灸、足ツボ、ふくらはぎマッサージ、湯船につかる、炭酸泉、靴下を10枚重ね履き、頭皮マッサージ、耳たぶマッサージ、乾布摩擦、睡眠の質を高める、電磁波の除去、手相、姓名鑑定、霊視、ホロスコープ、タロット、遠隔でエネルギーを送ってもらう、宇宙とつながる、チャクラを開く、過去世まで遡る、浄化、オーラを整える、アファメーション、「ツイてる　ツイてる！」と1日に１０００回唱える、満月に財布をフリフリ、パワーストーン、ン百万もする宝石、占い師に見てもらう、アンガーマネジメントetc。

このへんにしておきます。細かいことを言えば、もっとあります。固有名詞など出せないものがありますが、それらを含めれば、１００種類上のものを試しました。

自分で納豆もつくりました。専用の容器に藁を入れて、圧力鍋で蒸した大豆を入れると簡単につくれますが、何度つくっても、ポリポリしてマズいので結局止めてしまいました。家族からは、「冷蔵庫の中が全部臭くなる」と不評でした。スペースも取ります。

「家族に文句を言われながら、こんなにマズい思いをして体に良いものを食べるくらいなら、遺伝子組換え食品であろうと、スーパーの美味しい納豆が食べたい」と心底思いました。

ちなみに、食材にこだわると、スーパーで買えるものは何1つありません。高価なエキストラバージンオイルも日本は基準がゆるいため、海外から「工業用」の安いオリーブオイルを日本の業者が仕入れ、ラベルやボトルをそれなりにして高く売っているとか…。

それから、「グラスフェッド」という言葉をご存知でしょうか。「牧草による飼育」のことです。

例えば、日本のように牛・豚・鳥を糞尿まみれの狭い小屋でストレスフルに、それも遺伝子組換えの餌を与えて育てる。その牛から摂れたミルクからつくったバターと、ニュージーランドのように牧草によるストレスフリーで育てられた牛から摂れたミルクでつくったバターと、どちらが体に良いでしょうか。鶏の卵も同じです。「平飼い」という飼育法で育てた鶏から生まれた卵を選んで購入するこだわり派もいるくらいです（平飼いだからと言って、必ずしも安全ということではないようですので、要注意ですが）。

高品質のエキストラバージンオイルも、グラスフェッドバターも、平飼いの卵も、なかなかスーパーでは買えません。つまり、本当に質の良い食材を購入しようと思うと、ネットで購入することになり、生産の段階で手間もコストもかかっているため、消費者が手に入れようとするとかなり高額になってしまうのが現状です。

話を戻しましょう。健康になるために、私以上に試したことがある人はどれだけいるでしょうか。「これ以外に」では、ありません。「これ以上に」です。「もしかしたら、世界一なんじゃないか？」「ギネスに申請しようか？」と本気で思うくらいです。

すると、「坂庭さん、まだピラティスやってないですよね」「ネットワークでこんなドリンクがあるのですが、試しませんか」といったメッセージをいただくことがあります。もはやそういう問題ではありません。ここまで試して良くならなかったということは、他のことを試しても良くなる見込みがないということです。

ただし、「これらが体に悪い」ということではありません。むしろ、どれも本当に素晴らしいものばかりです。ところが、私のように「マイナスの状態」でやっても、何も身にならないため、時間もお金も労力も、すべてムダになるという意味です。

逆に、マイナスをゼロに戻せたら、あとは、先ほどのようなプロの出番です。先ほどのものを否定しているわけではないので、誤解のないようにお願いします。

実際にそれらの専門家にお世話になり、熱心に励ましてもらい、温かく支えてもらったからこそ、今があります。本当に感謝していますし、今でもたくさんのプロの方たちと情報交換したり、私の現状を報告しています。

いずれにしても、残念ながら、これだけ試しても健康にはなれませんでした。病院の検査でも「異常無し」です。

実際には、「脳の使い方」が問題だったのですが、「思考パターン」は数値化されませんし、レントゲンや内視鏡にも映りません。そのため、血圧、血液検査、心電図、レントゲン、内視鏡、アレルギー検査、すべて異常なしです。これは、現代医学の盲点といってもいいでしょう。セラピストやカウンセラーによる傾聴でも発見できません。

「慢性的な下痢」は、「過敏性腸症候群」という病名こそつきますが、現実には治せない原因不明の「難病」です。

ところが、今では、何を食べても何を飲んでも大丈夫な体になりました。東洋医学、西洋医学、スピリチュアルを否定はしませんし、むしろ、私は信頼しています。それでも43年間の慢性的な下痢、原因不明の体調不良が治ったのは、脳の使い方でした。

この事実だけは、曲げることができません。

余談ですが、よく聞かれることについて、3つほど書いておきます。

「感情を解放する」というワークについて、よく質問されたり、私自身、誘われますが、個人的には必要性を感じていません。

そもそも、大人数が苦手なため、見知らぬ他人と集団でトランス状態に入って……という時点で抵抗があります。

また、「解放する」「ブロックを解除する」という言葉も聞きますが、「解放する」「ブロックを解除する」という表現を使う時点で、「自分には解放しなければならない感情がある」「解除しなければならないものでブロックされている」という信じ込み、思込みがあるのではないでしょうか。揚げ足を取るつもりは全くありませんが、まずは、その思込みや信じ込みを捨てることが先です。「そのときはスッキリしたけど、その後、半年たっても、特に変わらなかった」という話も聞きます。

仮に一時、「感情を解放」したり、「ブロックを解除」してスッキリしたところで、もし、半年もする頃に、元の自分に戻ってしまうのであれば、月に1回、映画館に行って泣いたり笑ったり、あるいは時々カラオケに行ってスッキリする程度で良い気がしています。

そのようなワークが好きな人で、私を誘ってくる人に限って、セミナーオタクやノウハウコレクターが多いのも気が進まない理由の1つかもしれませんので、決して、そのようなワークを否定するつもりはありません。あくまでも個人的な意見です。もし、本当に効果的なワークがあったら、ぜひ教えてください。

それから、瞑想について。うつ病のクライアントに限って、「瞑想をしたいです」と言ってきますが、瞑想はかなり難易度が高いと思っています。

「瞑想は、時間もお金もかからずに、心と体を癒す効果的な手法」と言われますが、果してそうでしょうか。

うつ病や、かつての私のように、頭がパニック状態、カオス状態で混乱している場合、過去を振り返ってクヨクヨし、未来を想像して、ソワソワしています。それこそ、森林浴をしていても、温泉に入っていても、脳が休まる瞬間は1秒もありません。家のソファで横になっていても、大分の湯布院に行っても、オフィスで仕事をしているのと同じ脳の状態です。

そのような状態では、とても何かに集中することなんてできませんし、本すら1ページまともに読めませんので、瞑想も1分と続きません。スマホのタイマーで測っても「え、まだ、20秒!?」と驚くくらいです。

マインドフルネスも、「今、ここ」に集中するには非常に効果的ですが、本書でお伝えしている「脳の使い方を切り替える」「思考パターンを変える」ということは難しいように思います。

「脳のアイドリング状態を止めて、今、ここに集中する」には効果的ですが、決してそれで私の病気や症状が良くなることはありませんでしたし、根本的な部分で脳の使い方を変えるには至りませんでした。お寺でも何回か座禅をしたことがありますが、脳の混乱を鎮めることができず、雑念だらけで、30分は苦行でしかありませんでした。

「瞑想ありき」ではなく、まずは、脳の使い方を変えて、カオス状態、パニック状態を鎮めることです。

実際に、今は、毎朝、毎晩、5分~10分程度の瞑想のようなことをしていますが、それも脳の使い方を変えて、混乱状態が収まったからこそできることです。

非常にシンプルでパワフルな瞑想法なので、できるようになってからは、アイデアもどんどん出てくるようになり、インスピレーション、つまり直感も鋭くなったのが自分でもわかります。

全くの余談でしたが、よく聞かれる質問でしたので、「感情を解放するワーク」や「瞑想」について触れておきました。

あくまでも個人的な意見ですし、否定はしませんが、まずは、本書に書いてあることをしっかりと実践することをおすすめします。

もう1つ、「分子栄養学」について。

最近、「分子栄養学」を提唱し、「栄養を摂りましょう!」「サプリを飲みましょう!」と、サプリを積極的にセールスしている人たちがいます。残念ながら、栄養を「摂って」も、「消化」「吸収」しないと全く意味がありません。

実際に、栄養を補おうとして、「分子栄養学の先生」のアドバイスに従ってサプリを飲み続けていた人が、補っているつもりの栄養の数値を半年後に測ったところ、サプリを「飲む前」と「後」で、むしろその数値が下がっている人もいます。つまり、補っていたつもりが、全部、出ていたということです。いえ、むしろ、減っています。本当に怖いですね。

以前、あるセラピストに、「分子栄養学の先生」をすすめられたことがありましたが、その先生のサイトを見たら、単なるサプリの通販サイトだったことがあります。

当然、相談するのを止めました。バケツの底に穴が空いていたら、いくら、水を入れても貯まらないのと同じです。ダイエット、筋トレも然り。サプリやプロテインで、健康にはなれません。サプリやプロテインを飲む前に、しっかりと、栄養を「消化」して「吸収」する体質にするのが先です。

もちろん、「分子栄養学」そのものを否定するつもりは全くありませんが、ロクに体や健康のことを知らずに、最初からサプリやプロテインをセールスしてくる人は「健康のプロ」ではありません。くれぐれも注意しましょう。

3　「食事で治った」は勘違いだった（1か月で慢性的な下痢を自力で治した意外な方法）

私は、２０１7年10月に、完全に胃腸が壊れ、体調を崩して、家から1歩も出られなくなりました。擦ったリンゴも食べられず、最初は白湯だけです。一時は食事で良くなりました。「食べれば下痢をするということは、腸に問題があるわけだから、食事や食材以外に原因が考えられない」と思っていたのです。そして、実際に完全に下痢が止まりました。たったの「1日」です。これは嘘ではありません。

・1日目　朝・昼・夜、すべて白湯のみ
・2日目　朝・昼・夜、すべて白湯と具なしの味噌汁のみ
・3日目　朝・昼・夜、白湯、具なしの味噌汁、擦りリンゴ四分の一ずつ
・4日目　朝・昼・夜、白湯、具なしの味噌汁、擦りリンゴ、おかゆなど
・5日目　上記に加えて、キャベツの千切り、ブロッコリーなど

完全に胃腸が壊れていたため、最初は擦ったリンゴすら食べられませんでした。味噌汁も具なしです。3日目以降、少しずつ擦ったリンゴを食べ、4日目にはおかゆ、5日目にはキャベツの千切りやブロッコリーです。

キャベツは、「キャベジン」という胃薬があるように、胃の調子を整えてくれます。ブロッコリーは、葉酸という栄養素が豊富で胃腸を丈夫にしてくれます。これらの食事を摂ることで、慢性的な下痢から、むしろ便秘気味になったくらいです。

実際には、1日目は前日から何も食べていないため、便が出ません。それはそうです。出すものがないわけですから。そのため私は、「食事で治った」と勘違いしてしまったのです。実際には、「外出」が脅威だったため、家から出なくなったことで、慢性的な下痢が治ったわけです。

ところが、2か月後の年明けから、またオフィスに向かい、仕事をしたり、出張で東京へ向かうようになると、やはり体調を崩し、下痢になってきました。この頃から「慢性的な下痢の原因は食事以外にあるのではないか」という疑問が湧いてきました。

例えば、ジャンクフードばっかり食べて、タバコをスパスパ吸っているのに、肌が綺麗でスタイルも良い女性もいます。そうかと思えば、毎晩、飲み歩いている人もいます。では、果して、そのような人が私よりも健康に対して意識が高いでしょうか。

答は「ＮＯ」です。むしろ、私より健康には無頓着といってもいいでしょう。一方、誰よりも健康に対して意識が高い私のほうが、どんどん具体が悪くなっていく……、彼らのほうが私よりも体を壊していて不思議ではありません。それなのに、自分より健康でピンピンし、飛び回っている。

そして、とうとう私は、「体調不良の原因は食事ではない」と判断し、Facebookでそう断言しました。すると、どうでしょう。健康業界、特に、「食」に関するお仕事をしているから、相当のコメントが入りました。

中には、「2～3か月、ちょろっと食事を改善したくらいで『食事で病気は治らない』って、残念な発言ですね」といった嫌味や批判めいたものまでありました。

結論とすれば、事実、食事でなく、まったく別の方法で完治しました。

では、どうやって治したか。それは、脳の使い方です。

原因は、脳の思考パターンだったため、外部からは見えませんし、病院の検査でも引っかからず、異常が発見されませんでした。

「何だ、また、脳か」「脳の話ならとっくに知っている」「脳の本ならさんざん読んだ」「脳活や右脳開発なら、すでに実践している」と思ったら、誤解があります。

今まであなたが見たり、聞いたり、読んだり、学んだ「脳」の使い方とは、全く違うと思っていいでしょう。

そのため、「今までも脳の話を聞いたけど良くならなかった」「脳科学や右脳で改善しなかった」という場合にも、ぜひ読み進めてください。

4 脳の思考回路には大きく2種類ある

次に、具体的な思考パターン回路（思考回路）についてお伝えします。

脳の思考回路には、大きく「報酬系回路」と「苦痛系回路」の2つがあります。簡単に仕組みを先にお話すると、「思考回路によって分泌されるホルモンが異なり、それによって、体に及ぼす影響が違う」、これだけです。

「報酬系回路」というのは、「報酬」つまり自分にとってのメリットを感じる思考パターンです。「それをやることによって得られるメリットは何か」を考えることで、脳を快の状態に保つ方法です。

一方、「苦痛系回路」は、一言で言うと「～しなきゃ」という義務感で精神的な苦痛を伴う思考パターンです。「会社に遅れるから急がなきゃ」「上司に叱られるから、この仕事を片づけなきゃ」といった思考です。資格試験なら「勉強しなきゃ」、部活や習い事なら「練習しなきゃ」といったところでしょうか。

この「～しなきゃ」が、最もストレスになり、その小さな積重ねが胃腸を壊し、筋肉を痩せさせてきたということになります。

「根底にある不安や恐れの正体」は、「～しなきゃ」だったのです。

なぜなら、「～しなきゃ」の前提には、「××しないと困ったことになるから、～しなきゃ」「もし、××したら困るから、そうならないように備えて～しなきゃ」という思考が働いています。「遅刻したら上司に怒られるから、遅刻しないように早く会社に行かなきゃ」「もし、出張先で地震に遭遇して帰宅難民になったら困るから、これも用意して持って行かなきゃ」という思考です。

具体的に、報酬系回路と苦痛系回路によって、それぞれどのようなホルモンが分泌され、どのような影響を体に与えているか書き出してみます。

まず、報酬系回路によって分泌されるホルモンからお伝えします。

①　オキシトシン

・触合い、愛情ホルモンと言われていて、スキンシップによって分泌される
・良好な対人関係が築かれているときに分泌され、闘争欲や恐怖心を減少させ、信頼が増す
・ストレスを緩和し幸せな気分をもたらす
・近隣の細胞も刺激される
・代謝が上がる

血流が良くないと、脳、心臓などの必要な臓器に栄養が届きません。逆に、血流が良くなること

で、末端にまで栄養が運ばれます。

② ベータエンドロフィン

・強力な鎮痛作用、抗ストレス作用、忍耐力増強、免疫力アップ

③ セロトニン

・幸せホルモンと言われている

・感情をコントロールし、安定した精神状態に保つという働きをしている（うつ病の人は治る）

・スッキリ目覚める

・集中力の低下や不安、イライラを抑える

・鎮痛効果（逆にコントロールできないと、さほど痛いわけではないのに、脳に「痛い」という誤った情報が届いて苦痛を感じる）

・抗重力筋に働きかけ、姿勢を保つため、猫背が治ったり、目、口などにハリが出て、たるみにくくなる

④ ドーパミン

・やる気が出る、運動機能が上がる、学習能力が上がる

・血流が良くなる

・テンションが上がる

・栄養が隅々まで行き渡る

次に、苦痛系回路の場合に分泌されるホルモンです。

① ノルアドレナリン

・交感神経が優位になる
・戦闘モードになる
・イライラする
・血流が悪くなる
・内臓が弱る
・筋肉が硬直し、副交感神経が優位になることで胃腸の粘膜を傷つける（胃腸が弱る）

② コルチコイド

・記憶を司る海馬が長期間、コルチコイドにさらされると委縮（縮小）する
・記憶の更新ができなくなる
・「あのとき、こうしていれば良かった」「アイツのせいで」など、同じことでクヨクヨ考える（うつ病）

③ テストステロン（男性ホルモン）

・髭が濃くなる
・抜け毛
・イライラ
・体臭がキックなる

④　コルチゾール
・筋肉を痩せさせる
・低体温、不妊
・代謝が悪くなる
・痩せる、体重が落ちる
・運動を頑張っても筋肉がつかない
・交感神経が優位になる
・胃腸が弱くなる

いかがでしょうか。神経質で苦痛系回路の人は胃腸が弱く、ネガティブでうつ病になりやすいのがわかる気がしませんか。

具体的なホルモンの名前や働きを覚える必要はありません。大事なのは、理屈を理解し、今すぐにあなたの思考パターンを切り替えることです。

5　脳の思考パターンを見つめ直そう

一度、あなたの思考パターンを見つめ直してみましょう。朝起きてから夜寝るまでのすべての動作を見直してみることを強くおすすめします。「そもそも、何のために、その動作・作業をするのか」

「その行動をするメリットは何か」を考えることです。

報酬系回路や苦痛系回路については、梯谷幸司先生の書籍『本当の自分に出会えば、病気は消えていく』（三笠書房刊）に詳しいので、ぜひそちらも参照してみてください。

この「報酬系回路」が極めて重大です。というよりも、これがすべてと言ってもよいくらいです。

私の場合、朝起きた瞬間から「起きなきゃ」でスタートし、夜寝る際に「そろそろ寝なきゃ」と、丸１日、ほぼすべて苦痛系回路で生きていました。

「このどこが根底にある不安や恐れなの？」と思うかもしれません。よく考えてみてください。「〜しなきゃ」という発想のベースには、「〜したら困る」「〜しないように注意しなければ」という不安や恐れがあります。「朝だ。起きなきゃ」の根底には、「のんびりしていて会社に遅刻したらどうしよう」「早く支度をして遅刻しないように注意しなければ」という不安や恐れがあるということです。

例えば、私の場合、太りたかったので、サプリやプロテインを飲んでいました。体を壊したときも、「プロテインを飲まないと、また、体重が減っちゃう。だから飲まなきゃ」「1日にあと何g蛋白質を摂らなきゃ」という苦痛系回路で飲んでいました。しかも、サプリを飲むときは、「このカプセルは安全なのか」「この水は安心して飲めるのか」という疑いの気持ちもありました。

他にも、「白いものは良くない」と言われているため、「パスタは小麦だから体に悪い」「ティラミスは白い砂糖を使っているから体に悪い」「白米よりも玄米のほうが栄養があって体に良いのに白米しかないから仕方ない食べるか」という否定的な気持ちや罪悪感で取り入れていました。

そのため、サプリやプロテインという「良いもの」についても悪く受け入れ、「グルテン」「白い砂糖」「白米」といった「悪いもの」はさらに悪く受け入れていたのです。

まして、「帰宅難民」や「無差別殺傷事件」のようなものは、「脅威」として十分です。「東京に出張に来ている間に災害が発生して帰宅難民になってしまったらどうしよう。そうなっても大丈夫なように、あれも、これも持たなきゃ」となります。基本的に、不安症な人ほど荷物が多くなります。

ぜひ、あなた独自の報酬系回路をつくって、切り替えてみてください。ここは、自分で見つめ直すことが大事です。

なぜなら、単に私の報酬系回路を真似しただけでは、「坂庭の報酬系回路」のため、腑に落ちません。「ツイてる！　ツイてる！　と口にすれば、運気が上がる」と聞いて、それを鵜呑みにして「ツイてる！　ツイてる！」と口にしても、全くツイていない人と同じです。

目が覚めたとき、トイレに行くとき、顔を洗うとき、服を着替えるとき、運転するとき、会社に向かうとき、仕事をするとき、サプリやプロテインを飲むとき、食事をするとき、人と打合せをするとき、仕事で出張に行くとき、メールを開封するとき、返信するとき、電話を掛けるとき、スタッフに話しかけるとき、ホテルに泊まるとき、新幹線に乗るとき、薬を飲むとき、病院に行くとき、子供の送迎をするとき、ゴミを捨てるとき、ストレッチや筋トレをするとき、お風呂に入るとき、寝るときなど、朝起きてから寝るまで、すべての動作の前に報酬系回路で考えています。

これだけで、43年間の慢性的な原因不明の下痢がピタリと止まりました。本当にこれだけです。次の動作に入る前に、別の動作に切り替わる前に、ほんの10秒〜20秒、すべて報酬系回路に切り替えていきます。

これをやるときも、「報酬系回路で考えなきゃ」と思うと、すでに苦痛系回路が起動しています。子供がゲーム感覚で楽しみながらできる思考の切替えですから、ぜひ大人のあなたも楽しみながら、気楽にやってみてください。早ければ、１日から数日で体調の変化を感じるはずです。

ちなみに、私の個別相談を利用した方は、平均して２週間で改善しています。もちろん、個別相談の終了後も悪化していません。

私と同じ過敏性腸症候群の方は、翌日から便が変わりましたので、あなたも感激するでしょう。「忙しい」「余裕がない」からと言って、「つい、やり忘れる……」、この状態のままだと思考回路はいつまでたっても苦痛系のままです。「忙しい」「余裕がない」という人は、常に心にゆとりがありません。

まずは、一呼吸置いてから物事に取り掛かる習慣をつけましょう。一呼吸置いて報酬系回路に切り替えてから物事に取り掛かる、これだけで慢性的な原因不明の体調不良が治る可能性が高いのであれば、やらないほうがおかしいのです。

中には、「頭ではわかっていても、つい次の動作に流れてしまう」という人もいます。それくらい、頭が常にパニック状態の場合、「動かずに、その場で目を閉じてください」とお伝えしています。

さすがに、目を閉じたら動けませんので、そこで思考パターンを切り替えることができます。

ところが、以前、ある人が、「坂庭さん1日に6万回思考していると言いますが、私の場合、一体、どの行動を報酬系回路に切り替えたらいいでしょうか。切り替えるネタがありません」と相談してきました。

切り替えるネタは、「あらゆる動作」です。目が覚めてベッドから出る前、トイレに行く前、顔を洗う前、食事をする前など、朝起きてから、夜寝るまで、すべての動作がネタです。

これで「ネタがない」というのであれば、あなたは一生、思考パターンを切り替えることができません。その発想をまず、変えましょう。

言い換えると、あらゆるすべての動作が、報酬系回路に切り替えるネタです。起きている間、すべてがネタの宝庫です。

毎日、6万回も思考を切り替えて、良くなるネタがあったら、嬉しいと思いませんか。

「すべての脅威」が「ネタの宝庫」です。それだけ、良くなる可能性が多いということです。

どうですか？　楽しくなってきませんか？　43年間、苦痛系回路で生きてきた私ができたのですから、きっとあなたにもできるはずです。

第5章　すべては脳の使い方次第

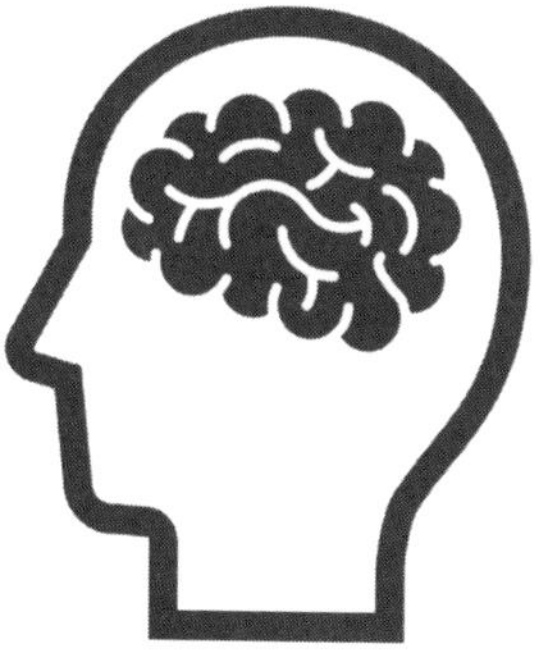

1　健康、ビジネス、人間関係も、すべては脳の使い方次第

あなたは、お金があれば、今の不安や不満、恐れから解放されるでしょうか。

私は、経営者の端くれですが、どんなに稼いでもお金の恐怖心を完全に払拭するのは難しいというのが本音です。

いえ、むしろ、儲けている社長ほど、支払う税金も増え、抱える従業員、取引先、責任、社会的信用など背負うものが多く、重圧も半端ではありません。お金が増えれば所有するものが増えます。所有するものが増えれば、今度は失う恐怖がつきまといます。

例えば、ある朝、目が覚めて、銀行の預金残高を確認したところ「3億円」だったら、どうでしょうか。サラリーマンが一生かけて稼ぐ金額が3億5，000万円くらいと言われていますから、それに近い金額です。言い換えれば、残りの人生、働かなくても遊んで暮らせる金額でしょう。

ところが、「貯金があと3億円しかない」といって将来を悲観し、自殺してしまう社長もいます。これは、お金に対する恐怖心です。「使ったらなくなってしまう」「もっと稼がないと暮らしていけない」という強迫観念です。「もっと稼がなきゃ」という苦痛系回路ですね。

報酬系回路に切り替えて、お金を稼ぐメリットを考えることが大事だということは、もう、おわかりでしょう。

ダイエットに目を向けてみます。痩せる必要もない女性が、「私は太っているからダイエットしなきゃ」と無理な食事制限をしたり、過度なトレーニングをするケースも少なくありません。これも強迫観念と言えるでしょう。中にはホルモンのバランスが崩れ、若い女性でも生理が止まってしまうケースがあるそうです。ここでも「ダイエットしなきゃ」「もっと痩せなきゃ」という苦痛系回路になっています。

ダイエットをするメリットに意識を向け、脳の使い方を変える必要があります。

お笑いタレントの渡辺直美さんという女性がいます。彼女は、ぽっちゃり系のタレントさんですが、今では海外でもブレークし、国内だけでなく海外でも大人気です。１０７kgあるそうですが、ふくよかな体型が人気の秘訣だそうです。

「ダイエットしなきゃ」と生理が止まってしまう女性がいる一方で、ふくよかな体型とキャラを活かして海外でもブレーク。脳の使い方だけで、まさに、天国と地獄です。

次に、「メンヘラ」です。「メンヘラ」とは、一言で言うと「病んでいる人」のことです。「どうせ私なんて」「どうして彼女ばかり」という考えの人がメンヘラは多いように感じます。

メンヘレがモテないのは、ルックスやスタイルの問題ではなく、脳の問題です。自分らしさを失い、人と比べ、自分に自信を失うと、他人を妬み、足を引っ張る行動に出たり、誹謗中傷をしてしまいます。夜な夜なソーシャルで他人の記事をスクロールし、朝方まで悶々と読みふけっているようです。

それでは、体にも脳にも良いはずがありません。脳の使い方を変えることで、自分らしさを取り戻すことができるようになります。自分らしく生きることで、他人の評価が気にならなくなり、また、他人に嫉妬することもなくなります。

2 脳の使い方を変えるとイライラが治まる

私は、脳の使い方を変える前は気が短く、毎日、些細なことでイライラしていました。特に、運転中は自分でも酷い状態でした。恥を忍んで自分の過去をお話しします。

運転中に、信号待ちをすることがあります。自分の車は、信号機から4台目くらいです。信号が青になっても、一番の前の車が走り出す様子もなく、2台目、3台目の車もクラクションを鳴らさないと、私は4台も後ろからクラクションを鳴らしていました。（さすがに、煽ることはありませんでしたが）。それくらい常にストレスフルな状態だったということです。

ところが、脳の使い方を変えたところ、運転中はもちろん、日頃からイライラすることがほとんどなくなりました。今では、運転中、渋滞でも、信号の度に赤で引っかかっても、途中で割り込まれても、イライラすることはありません。むしろ、道を譲ったり、前に入れさせてあげたり、信号のない歩道でも歩行者が渡るのを待ってあげたり。

常に「戦闘モード」だった自分が、今ではすっかり「仏モード」です。これは、私自身、驚いています。「痩せている人は神経質」と書きましたが、性格は脳の思考回路の問題だったようです。全国的に「煽り運転」によるトラブルや事件が取り沙汰されています。日頃、ストレスを感じていない人でも、運転をするとイライラするというのは、自覚がないだけで、ストレスを溜め込んでいる可能性があります。

脳の使い方を変えるだけで「加害者」になる可能性がぐっと減りますので、ぜひお試しください。きっと、自分でも変化を実感するはずです。

よく、「ハンドルを握ると人格が変わる」と言われますが、それは人格が変わるのではなく、日頃のフラストレーションが運転に集積されるのではないかと個人的には思っています。

自分の体験とクライアントの事例も含めて、脳の使い方を変え、日頃のイライラが静まると、運転中のイライラもなくなっています。

もし、あなたが運転中にイライラし、煽ったり、煽らないまでも、ついスピードを出す、あるいはクラクションをすぐに鳴らすタイプの人でしたら、運転する前に、ぜひ報酬系回路に切り替えてみてください。

3　脳の使い方を変えると夜、眠れるようになる

私は、これまで、出張先ではほとんど眠れませんでした。もともと、夜10時には寝るので、目覚

ましをかけずに4時過ぎには目が覚めます。そのため、セミナーでも遅刻することは、まず考えられません。それでも、「寝坊したら」「遅刻したら」と思うと、1時間おきに目が覚め、とうとう朝まで眠れないということが、日常でした。

仮に二度寝したとしても、遅刻することは考えにくいのですが、それでも気が張って眠れませんでした。

また、都内のビジネスホテルに滞在中に地震が発生すると、「帰宅難民になってしまったら」「ホテルの部屋に閉じ込められてしまったら」「家族と連絡が取れなくなってしまったら」と思うと、気が気ではありません。

ところが、脳の使い方を変えた途端に、朝まで眠れるようになりました。自宅でも今まで以上に眠れるようになっています。

実際、私は、翌日に都内でセミナーがあると、前泊をして前乗りしています。これまで、慢性的な下痢だったので、正直、前の日の夜から、ほぼ、「飲まず、食わず」で翌日のセミナーを丸1日こなしていました。それだけでなく、眠れなかったので、「飲まず・食わず・寝ず」でセミナーをこなし、帰りの新幹線でようやく少しお茶を飲み、おにぎりをかじり、新幹線でウトウトする…、そんな状況を何年も続けていたわけです。

もちろん、今では、前日の夜だけでなく、セミナー当日の朝も、水分やサラダを摂ったり、セミナー中もしっかり水分補給をし、昼休憩も昼食を食べ、帰りまで思い切り講義をすることができています。

時々、朝食のメニューを聞かれることがあります。「現在、私は朝、青汁を飲んでいます。また、最近では朝晩、サプリを試しています」と言うと、「どんな青汁ですか？　どんなサプリですか？」と聞かれることがありますが、基本的にはお伝えしていません。なぜなら、そこが大事ではないからです。

すでにお伝えしているように、サプリやプロテインで健康にはなれません。まず、マイナスからゼロに戻すこと。その上で、個別に体調を見た上で、どの段階から青汁やプロテインなどを飲むべきかをアドバイスしています。

その人の体調やコンディションを考慮せずに、一律的に「これを飲めば健康になれる」とは言えません。それは、私の43年間の実体験から明らかです。

以前から私は、「肌がキレイですね」と言われたり、セミナーのアンケートでも、「坂庭さんの美容法が気になります」と書いていただくことがよくあります。もともと、酷い乾燥肌と敏感肌なので、顔につけるものには気を遣ってきました。少しでも肌に合わないと、すぐにかぶれて真っ赤になり、痒くなってしまうのです。

また、私のクライアントやセミナー受講者には女性が多いので、健康だけでなく、いずれは美容もアドバイスできるようになりたいと思い、最近ではプロのエステティシャンに洗顔法を教えてもらったり、質の高い洗顔フォーム（石鹸）や化粧水、美容液を試しています。すると、男性からも、会う人、会う人に「坂庭さん、肌がツヤツヤしていますね」「肌にハリが合って若々しいですね」と言われます。

今では、妻と同じくらい、美容にお金を使って試していますので、当然、使っている洗顔フォームや化粧水、乳液のクォリティもあるでしょう。それでも、やはり、大前提として脳の使い方が問題なのです。

脳の使い方が悪いのに、いくら、石鹸や美容液を変えたり、高価なものを顔に塗ったところで、全く意味がありません。そのようなこともあり、安易に自分が飲んでいるサプリやプロテイン、美容液などは紹介しないようにしています。くどいですが、大事なのは脳の使い方です。

脳の使い方が悪ければ、どんなに高価で有名人が宣伝しているサプリやプロテインを飲んでも全く意味がありません。脳の使い方を変えずに、いくら、有名なモデルやタレントが使っている美容法やダイエット法、美容液や化粧品を試しても全く意味がないということです。くれぐれも、その点を肝に銘じてください。

それよりは、今すぐに脳の使い方を変えましょう。今、この場で、ものの10秒〜20秒でできますから。場所も時間もお金も一切かかりません。

あなたは、この書籍代だけで、健康も美容もビジネスも、人間関係も良くなりますから、安上がりですよね。

しかも、一生使えるスキルです。家族や大切な人にも、ぜひ教えてあげてください。

4　病気は遺伝しない

よく「遺伝」という言葉を聞きます。これは、医者が病気を治せないときに使う言葉です。

別のページにも書きましたが、私の知合いも大きな病気をし、手術と入院が必要になった時期がありました。診察の際に医者に言われたのが、「あなたの年齢でこの病気は遺伝しかない」という言葉だったそうです。ところが、その人の家系に、同じ病気になった人は1人もいませんでした。

実は、このような話は少なくありません。「病気が遺伝するのではなく、親と同じ思考回路で生きているから、親と同じ病気になるケースがあるのではないか」と梯谷先生はおっしゃっています。

もし、親と同じ病気になりたくなければ、親と違う思考パターンで生きる。もし、子供に自分と同じ病気になってほしくなければ、自分とは違う思考パターンで教育させる。そんなことも考えられます。

私は、医者ではありませんが、非常に興味深いことだと思っています。近い将来、病気と脳の関係がより深く解明され、病院や薬に頼らず、各自が自分の思考パターンを変えることで、病気が治せる日が来るかもしれません。そう考え、現在、私も脳の勉強を始めています。

サプリ、プロテイン、美容法、化粧品、筋トレ、ダイエット法、確かにそれらも大事ですが、それ以前の脳の使い方を切り替えることのほうがもっと大事です。

また、すべてのベースに脳の使い方がありますから、思考パターンを切り替えることで、健康・美容だけでなく、資格受験、ビジネス、人間関係、スポーツ、犯罪防止、すべてに応用できると考えています。

5　口の中の細菌を除去しても口臭は治らない

先ほどもご紹介した梯谷幸司先生のお話によると、「口臭に悩んでいる人が、口内を治療しても一時に過ぎないのではないか」とのことです。

例えば、何十年も口臭で悩み、人と話すと絶望感にさいなまれたり、自己嫌悪に陥る人がいるとします。実際に病院で検査をしたところ、口内に細菌が非常に多い。では、この人が治療をすることで口臭という悩みから解放されるでしょうか。

梯谷先生によると、「順番が逆」だそうです。

どういうことかと言うと、「口臭がひどいから人と話すのが怖い。人と話したくない」ではなく、「人と話すのが怖い。人と話したくない。だから、人と話さなくて済むように口臭をしている」という理論です。「自分は口臭だから人と話さないほうがいい」という状態を自らつくっているということです。

「なぜ、その人は、自分が他人と話すのが怖いと感じてしまったのか、なぜ、人と話すのが嫌いになってしまったのか、その原因を解明し、脳の使い方を変えたり、記憶を書き換えない限り、仮に治療をして、一時は良くなったとしても、口臭は再発する」とおっしゃっています。また、「これが病気の再発や転移のメカニズムではないか」ともおっしゃっていました。もし、これが本当であれば、人間の脳の凄さを改めて感じませんか？

脳の思考パターン１つで私のように健康にもなれ、また、病気にもなる。「怖い」と同時に、「凄い」と感じます。

ある内科医が、「喘息の患者さんが、痴呆になったとたんに喘息が止まった」と話してくれました。「社会的な責任感から解放されたいと痴ほう症になる」と聞いたことがあります。実際に、公務員など一般的に固い仕事の人ほど、退職後、痴ほう症になりやすいという話も聞きます。

もし、「社会的な責任感から解放されたいと痴ほう症になる」「痴ほう症になると喘息が治る」というエビデンスがとれれば、喘息もストレスによるものだと証明できるでしょう。

「喘息はアレルギーによるものだ」と言われていますから、これは注目すべき事例ではないでしょうか。ぜひそれぞれの医療現場でデータを取っていただきたいと思います。

私は、医師ではありませんので、患者がいません。ところが、これを手に取っている方の中には、医療に従事している方もいらっしゃるでしょう。だとしたら、症状別に患者を集め、ビフォー・アフターで比較すれば、すぐにわかるはずです。薬や手術をしなくても、患者が自分の病気を治せる時代がやってくるかもしれません。

これまで、私自身、健康、ビジネス、人間関係で悩み、苦しんできました。

ビジネスにおいては、借金を抱えて起業して以来、14年以上、趣味も持たず、家族や友達との時間を犠牲にし、休みらしい休みも取らず、全力で突っ走ってきました。

自己投資、自己投資の連続で、集客方法やマーケティング、ブランディング、コピーライティング、リーダーシップなどを必死に学んできました。それにもかかわらず、ビジネスパートナーとは音信不通になり、広告の運用に失敗し、会社が潰れかけました。

健康においては、誰よりも「健康になりたい」と思い、食事・睡眠・運動にこだわり、家族からは「ウサギの餌」と冷ややかな目で見られつつも、食事療法にこだわり、睡眠の質を高めるべく、枕やクッションなども、いろいろと試してきました。

もちろん、ウォーキング、ストレッチ、筋トレも学び、実践してきましたが、良くなるどころか、症状が悪化し、最後は寝込むことになってしまいました。

脳の使い方は、単に健康に害を及ぼすだけではありません。実は、ビジネスにも人間関係にも影響を及ぼしています。このことに気づいた瞬間に、目の前の霧が一気に晴れました。

具体的な内容につきましては、次章でお伝えします。

第6章　脳の使い方次第で人生が変わる

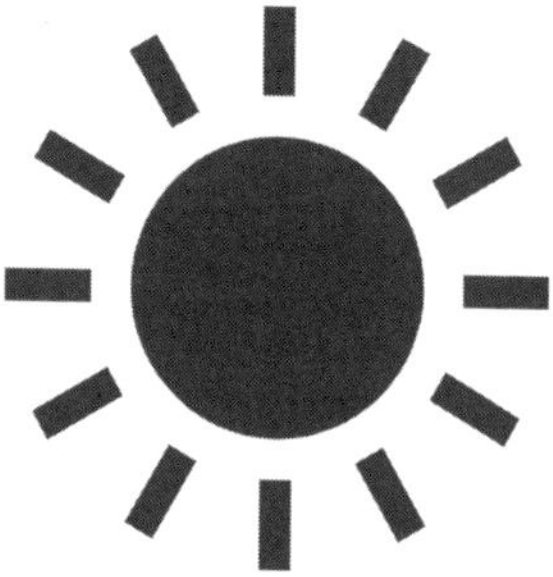

1 「なぜ、なぜ、なぜ」を繰り返すと人はうつ病になる

よく、「〝なぜ、なぜ〟と掘り起こして、自分と向き合いましょう、改善策を見出しましょう」と言われます。0と1の世界では、必ず答えがありますから、プログラムやバグの修正では可能かもしれません。

ところが、人間はロボットではありません。感情の生き物ですから、割り切ることができません。すると、どうなるか。「なぜ、なぜ、なぜ…」と自問するうちに、過去に意識が向き、ネガティブになり、泥沼から抜け出せなくなってしまいます。また、それが進むと、うつ病になります。

うつ病がさらに悪化するとどうなるかは、言うまでもありません。日本からうつ病や自殺者を減らすには、「なぜ、なぜ」を今すぐ止めることです。

うつ病は、過去にクヨクヨし、未来にソワソワする状態です。この行ったり来たりが、うつ病を引き起こします。これも脳の使い方です。うつ病は「病気」ではありません、単なる脳の使い方が悪いだけです。

私の慢性的な下痢も、脳の使い方に問題があっただけです。もし、その後も病院に通い続け、治らないと、どうなっていたでしょうか？　「心療内科で診てもらってください」と紹介されます。では、心療内科でうつ病などの薬を出されて、良くならないと、どうなるでしょうか？　「もう一度、

内科で診てもらってください」と言われます。これが今の医療です。

うつ病も、慢性的な下痢も、神経性の胃炎も病気ではなく、脳の使い方です。脳の使い方を変えないことには、いくら薬を変えても治ることはありません。副作用で苦しみ、症状が悪化するだけです。行きつくところが、薬漬けか自殺です。

ちなみに、喜怒哀楽などの感情もすべて脳です。ここを「ハート」や「心」と解釈すると、泥沼から抜け出せなくなります。なぜなら、「ハート」や「心」という臓器はないからです。すべて脳が感知しています。「うつ病は心の病気」と言っている間は絶対治りません。

「心」という臓器が存在しないにもかかわらず、薬を出してもらい、傾聴しても、時間とお金のムダです。脳の使い方を変えれば、薬が止められます。

実際、うつ病とパニック障害で4年以上苦しんでいた大阪の女性が、脳の使い方を変えたとたんに治ってしまいました。当然、薬も止められていますし、再発もしていません（ぜひ、終章のクライアントの例をご覧ください。山本京子さんという大阪の女性です）。

うつ病を治せない医者やカウンセラーには、このことを知ってほしいですし、それぞれの専門家が医療の現場で採用してください。

また、現在、うつ病やパニック障害で悩んでいる方は、今すぐに脳の使い方を変えてみましょう。1か月後には、薬が止められているかもしれません。

医者や薬に頼る人生と決別できます。

2　未来は過去の延長上にはない

私は、これまで、「未来は過去の延長上にある」と思っていました。そのため、「小さい頃はどうだった」「親にこんな教育をされた」「あの先生が嫌いだった」「あのとき、こんなトラブルが起きた」「あんな会社で酷い目に遭った」「若い頃に、もっとこうしておけばよかった」と、常に過去にとらわれていたのです。その上で、「だから、同じ経験をしなくて済むように、今後は、こうしなきゃ」と考えていました。

これは、典型的なネガティブで、苦痛系回路です。もちろん、ネガティブな自分も自分ですから、否定する必要はありません。ネガティブな自分を否定すること自体が、すでにネガティブです。

ネガティブな自分も受け入れる必要があります。それでも、過去を断ち切ることで、未来に目を向けることはいつでも可能です。いえ。過去を断ち切ることでしか、未来に目を向けることはできません。

実際に現状を変えたい、改善しようと思うあまり、「なぜ、なぜ、なぜ…」と過去にアクセスして、過去にうまくいった事例を今に当てはめると、どうなるでしょうか。泥沼から抜け出せなくなり、解決策もアイデアも全く出てこなくなります。結果、「あの方法で何とかしなきゃ」と過去にうまくいった事例を無理矢理今に当てはめてしまいます。

ところが、上手くいきません。それはそうです。過去と今とでは、時代も環境も状況も違っているから、上手くいくはずがありません。それにもかかわらず、過去に上手くいった手法を無理矢理今に当てはめ、「この方法で何とかしなきゃ」とやってしまうと、状況はさらに悪化します。これでは、「改善」どころか、むしろ、「改悪」です。

きょうからは、「なぜ、なぜ」を止め、過去を断ち切ることで、未来に目を向けましょう。

3　思考パターンを切り替えて未来に目を向けよう

では、どうしたらいいのか、答は簡単です。思考を報酬系回路にすることです。「この動作（作業）をすることで得られるメリット」を考えればいいのです。

思考を切り替えることで、意識が未来に向かい、ポジティブに考えられるようになります。すると、アイデアや解決策がドバドバ出てきます。あとは、これを1つずつ実践するだけで、問題が解決していきます。

これは、巷のポジティブシンキングとは全く違います。なぜなら、無理矢理黒を白にしているわけではないからです。思考パターンを変えることで、出てくる答が自然と変わってきます。

無理矢理黒を白にひっくり返すのではなく、自分にとってのメリットをしっかり見つめ直す必要があります。すべての行動に意味があります。メリットがあるから、やっているはずです。だとしたら、無理にこじつけて考える必要はありません。

あなたが、その動作・行動・作業をやるメリットを考えていればいいのです。朝起きるメリット、トイレに行くメリット、会社に行くメリット、メールを開封するメリット、相手に電話をするメリット、LINEのメッセージを見るメリット、返信するメリット、その「メリット」は、人によって違います。

このメリットが、人によって違うにもかかわらず、一律的に「ツイてる！　ツイてる！」「感謝しましょう」「宇宙と繋がりましょう」と言っても、何の効果もありません。なぜなら、腑に落ちていないからです。そもそも、「ツイてる！　ツイてる！」って口にしている人は、共通して「ツイていない人」です。本当にツイている人は、そんなことを意識して言わなくてもツイています。

「ツイてる！　ツイてる！　と1日に何回、言わなきゃ」「感謝しなきゃ」「宇宙と繋がらなきゃ」、と思ったら、むしろ逆効果です。そんなのナンセンスですよね？

4　「潜在意識」「無意識」「イメージ」「アファメーション」「魂」「宇宙と繋がる」前にやるべきこと

原因がわからない、対処法がわからない、病名がつかない。そうなると、つい、スピリチュアルに走ったり、「潜在意識」「無意識」や「イメージ」「魂」「宇宙と繋がる」といった、抽象的なものに飛びついてしまう人がいます（特に、女性に多いですが）。

もちろん、私は、それらのものを一切否定しませんが、より具体的、より実践的、より日常的な「思考パターン」を切り替えるほうが先、というのが私の考えです。

実際に、それらのものをさんざん試しましたが、病気は治りませんでした。その一方で、「今、水を飲む前」「今、トイレに行く前」「今、服を着替える前」「今、車を運転する前」「今、仕事に取りかかる前」「今、メールを開封する前」「今、電話をする前」「今、スタッフに声をかける前」など、あらゆる動作の前に、ほんの10秒～20秒、思考回路を変えるだけで、病気が治ってしまいます。

イライラも治まり、夜も眠れ、ビジネスも人間関係もよくなっています。

もし、潜在意識、無意識やイメージ、魂、宇宙の法則を活用するのであれば、それからです。

「健在意識より潜在意識のほうが占める割合が大きい」とか、「潜在意識のほうが強力だ」とか、「潜在意識のほうが先だ」という方もいるかもしれません。でも、それで、何か変わりましたか？　思考は現実化し、必要なものを引き寄せましたか？

２週間経過しても何も変化がなければ、それは「あなたの意志や思いが弱いから」ではなく、「イメージが弱いから」でもなく、「本気で欲していないから」でもありません。そもそも、脳の使い方が悪いからです。

すでにそれらのものでも効果や体感、変化がなければ、まずは脳の思考パターンを変えてみてください。「え、こんなに簡単に変われるの？」と驚くはずです。

１か月もすれば、現実が変わってきます。脳の使い方を変えて、変化に手応えを感じた後であれば、潜在意識や無意識、イメージ、アファメーションは、さらに効果を発揮するでしょう。繰返しになりますが、まずは脳の使い方を変えて、マイナスをゼロに戻すことです。

5　セミナー、コンサル、コーチング、高額な塾、教材でも結果が出ない人の共通点

自戒を込めて言いますが、数十万円から、数百万円もするセミナー、コンサル、コーチング、高額な塾、教材でも結果が出ない人には、共通点があります。それが脳の使い方です。

私は、起業してから14年で4，０００万円以上の自己投資をしてきました。この5～6年に至っては、健康にだけでも毎月10万円以上、少なく見積もっても６００万円以上も使ってきました。これは嘘でも誇張でもありません。結果、ビジネス、健康、人間関係がよくなるどころか、悪化し、最後は、すべてが崩壊しました。

ところが、脳の使い方を変えただけで、劇的に良くなってきたのです。これまでは、白鳥が必死に水面下では足をバタバタさせているような状況でしたが、今では浮き輪にプカプカ浮いているような感覚です。それくらい脳の使い方が大事であり、すべての土台となります。

言い換えると、脳の使い方も変えずに、いくら高額なセミナーやコンサル、コーチング、高額な塾、教材に手を出してもすべてムダです。全く身につきません。

あなたは、今から、私と同じように14年かけて、4，０００万円以上も使って、自己投資してみ

ますか？　毎月、10万円以上も使って、他の健康法を試してみますか？　正直、ナンセンスです。「そんなのやってみないとわからないだろう」と言うかもしれませんが、私にはわかるのです。なぜなら、あらゆる成功法則、マーケティング、教材を買いあさり、セミナーにも高額な塾にも入りましたから。

１㎜も変われませんでした。思考は現実化せず、何も引き寄せず、ブレークスルーも起きなければ、ティッピングポイントもありません。

あなたが、これからも他のものを試すのであれば、ぜひ、今から10年以上かけて、数千万円を使って試してみてください。「もう、自己投資する資金さえ底をついた…」、そのとき、あなたは、藁にもすがる思いで、本書のことを思い出すでしょう。ただし、残念ながら、そのときにはすべてが崩壊しているかもしれませんが。

あなたは、私が14年以上、４，０００万円以上、時間とお金を使って辿り着いた最強の成功法則に今辿り着いたのです。もう、これ以上、時間もお金も無駄にしないでください。私のような遠回りをしないでください。脳の使い方を変えること、これに勝る成功法則は存在しません。

脳の使い方を変えるということは、健康だけではなく、ビジネスや人間関係にも影響します。あなたの健康も、収入も、人間関係も、あなただけの問題ではありません。あなたを含む、身近な大切な人にも影響を及ぼします。

それでもあなたは、これからも必死に足をバタバタさせて、これ以上悪化させたいですか？　それとも、浮き輪でプカプカ浮くような気持ちで良くなっていきたいですか？　もちろん、それを決めるのは私ではありません。あなた自身です。

ところで、私は、この原稿を書いている最中に、本棚を整理しました。

薬膳、ローフード、筋トレ、ストレッチに始まり、「〜で全部よくなる」「〜ですべて解決する」「〜を食べれば治る」といった健康本はもとより、「思考は現実化する」「引き寄せの法則」「マーフィーの法則」「宇宙の法則」「ホ・オポノポノ」などの「〜の法則」や、「リーダーシップ」「ブランディング」「コピーライティング」「80対20の法則」、そして、ブレイクスルー、ティッピングポイント、ブレインダンプ、ゾーンに入る方法などのいわゆる自己啓発、そして、著名な経営者や成功者の名言集や思考法、金言集や格言集など、一とおりの「方法論」や「テクニック」の本はすべて手放しました。「スタンフォード流」「ハーバード流」「ハリウッド」「セレブ」といった枕詞のついた本もすべてです。

なぜなら、もう、私には必要ないからです。脳の使い方を変えずに、それらのテクニック論や方法論、名言集を読み漁っても、全く意味がないことに気づきました。

もっと言うと、脳の使い方を変えれば、そのような「手法」にこだわらなくても、急激に、すべてが改善されていきます。まるで、浮き輪で浮いているような感じです。論より証拠。ぜひ、あなたも試してみてください。

早ければ2週間。継続していけば2か月で確実な変化を実感するはずです。

終章　クライアントの例

私は、個別セッション（個別相談）を実施していますが、その中から5名の方をご紹介します。

1　あることがきっかけで不安症になり、7年以上の原因不明の下痢が翌日から快便になったケース

（都内・30代・会社経営・Kさん）

1人目にご紹介するKさんは、都内在住の30代、会社経営の男性です。

7〜8年前から、あることがきっかけで下痢をするようになってしまいました。毎日、朝食後、3回も、4回もトイレに駆け込み、2時間くらいかけて、すべて出し切ってから、自分の会社に出社する、そのようなことがすでに7年以上続いていました。

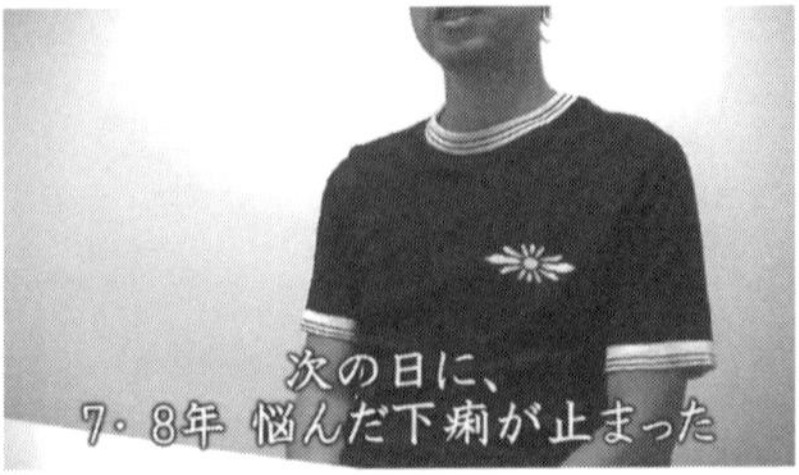

私のFacebookでの「腸活はムダ」という書き込みを見て、すぐにメッセージを送ってくれたのです。その数日後、都内でお会いし、個別セッションをさせていただいたところ、セッション中にも、「面白そうですね」「早く試したいです」とおっしゃっていました（1か月後のインタビュー動画でもおっしゃっていますが、「帰るときに、すでに気分がいつもと違った」とのことです）。

そして、その翌朝。何と、数年ぶりに快便です。

まさか、1日で治るとは思っていなかったKさんは、「たまたまだろう」

と思ったようです。なぜなら、7～8年の間に、本当にごく稀に形のある便が出たことがあっただけなので、「今回も、たまたまだろう」と。ところが、その翌日も、また、その翌日も快便。「こんなにも即効性があるとは思わなかった」とおっしゃっています。

1か月後も、「完璧な便です」というご報告をいただき、個別セッションは無事に終了しましたが、実質、1日、いえ、24時間経過せずに、下痢が止まってしまったのです。私にとって、個別セッション第1号となるKさんは、同じ経営者ということもあり、今では「坂庭さん、一緒に食事に行きましょう」という仲になりました。

2　離婚を機に続いていた2年以上の下痢と不眠症が解決したケース
（青森県・40代・シングルマザー・丸谷真理子さん）

2人目の丸谷さんは、2年前の離婚をきっかけに、下痢が続くようになったそうです。1～2か月、下痢が続き、3か月目に、「少し落ち着いてきたかな」と思うと、また、下痢…。そのような状況が2年以上も続いていました。しかも、朝まで、毎晩、1～2時間ごとに目が覚めるということでした。

ところが、個別セッションから6日後には、朝まで1回も起きずに眠れるようになったとご報告をいただきました。

そして、1週間も経たないうちに、形のある便になりました。それまで、「朝、水を飲んだだけでお腹がグルグルして、痛かったものが治まった」とのことでした。2週間後には快便です。

その後、1か月も経たないうちに、友だちとお腹の心配をすることもなく、BBQを楽しめたり、体重を測ったら1kg太っていたということです。

私もそうですが、慢性的な下痢で太れない人には、1kgも太れるのは非常に嬉しいことです。0・1kgでも一喜一憂するところ、何と1kgの増量です。これは、本当に凄いことです。

1か月後には、お腹の調子を心配することなく、お友達と過ごしたり、ランチを楽しんでいるとのことで、無事に個別セッションを終了しました。

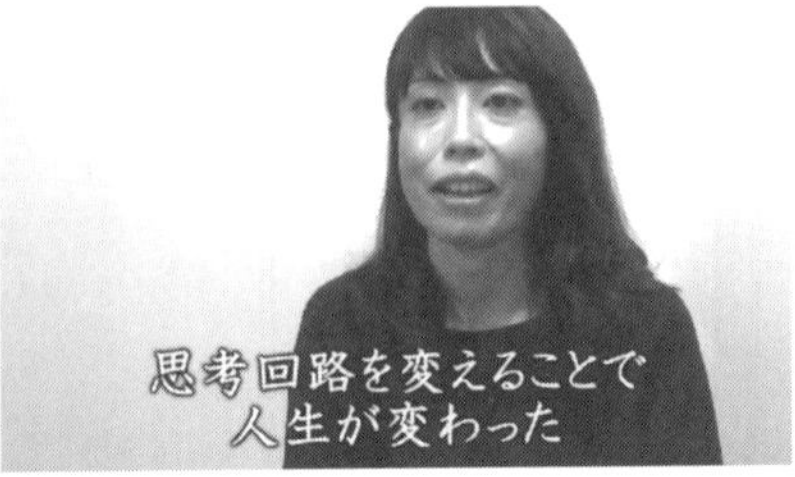

今では、都内まで私のセミナーに参加してくれるようになり、「今度は青森でセミナーやワークショップを開催してください」と、熱心に企画してくれています。

3 いじめが原因で2年以上の下痢と引きこもりが改善したケース

（群馬県・中学1年・男子・匿名希望）

3人目にご紹介するのは、群馬県の中学1年生の男子生徒です。

2年前に、学校で嫌なことがあってから、毎朝、下痢をするようになり、不登校になりました。その後は、毎日、家でゲームをする日々です。

お母さんと一緒に会いに来てくれた男子生徒は、最初は、私と目も合わそうとせず、お母さんを通じて会話をしていた状態です。

ところが、「このように思考パターンを切り替えてごらん」と伝えたところ、会って2時間もしないうちに、「将来は海外に行きたい」「夢は中華のシェフになること」と夢を語り始めたのです。これにはお母さんもビックリしていました。

翌日以降も、自主的に「あれがしたい」「これがしたい」と語るようになり、数日で下痢も治まりました。

1か月後には、「明日は1時間でも頑張って学校に行ってみる」と言い出しました。もっとも、その日は行けなかったそうですが、その2日後には、3時間目まで頑張って学校へ行くことができるようになっています。

私は、彼と「今度、中華を食べに行こう」と約束をしたのも楽しみにしていてくれたので、翌月には中華のランチを食べにも行きました。その後、定期的に学校に行ったり、学校以外の場所にも自分の居場所を見つけ、イキイキと本来の自分らしさを取り戻しています。

毎回、会って彼の夢を聞くのが私も非常に楽しいですし、また、同じ親として、お母さんが安心したり、喜んでいる表情を拝見すると、私もほっとします。

4　4年前に発症したうつ病とパニック障害を克服し、薬をやめられたケース

（大阪府・40代・主婦・山本京子さん）

山本さんは、4人目の子供を妊娠した4～5年前から、パニック障害とうつ病を発症し、地元のスーパーでも発作が出るという状況でした。ところが、個別セッションを受けた直後に、大阪～札幌の飛行機のチケットを取り、実際に2週間後には1人で旅行に行ってしまいました。

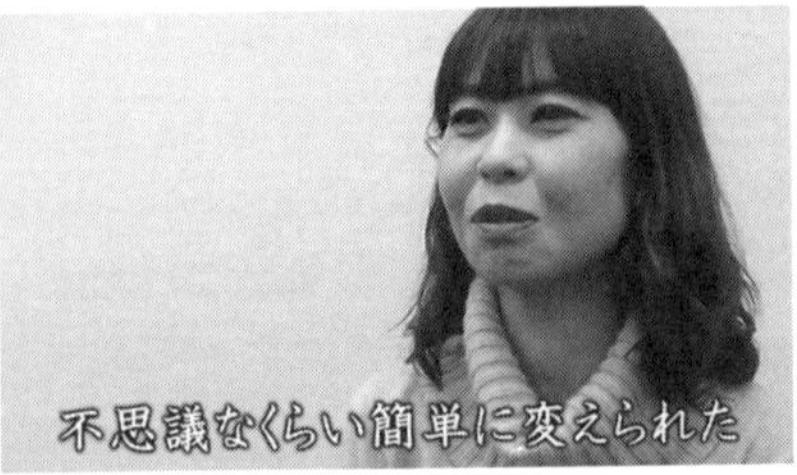

正直、個別セッションの数時間後に「2週間後に北海道へ行くことにして、先ほどチケットを購入しました」というメッセージをいただいたときは、私のほうが驚いてしまいました。「本当に大丈夫なのだろうか？」と。その間にも、ご自分でも気づいたら電車にも乗れて、満員電車もクリアしていたそうです。

そして、実際に2週間後には、大阪から北海道へ23年ぶりに1人で飛行機に乗って行ってしまったのです。もともと北海道のご出身でしたが、23年振りに地元の友人と会って食事をしたり、恩師に直接会ってお礼をお伝えしたりと、とても楽しいひと時を過ごせたようです。

個別セッション時には、「自分らしく生きていないんです」と悩んでいた

山本さんですが、止められなかった薬も止められ、「今まで苦しんでいたのは何だったんだろう」「生まれ変わったみたい」「変わる瞬間はあっと言う間だった」と、今では毎日、笑顔でイキイキと過ごしています。

初めて私の「腸活ムダ」という講演会でお会いしたときは、「いつでも退室できるように」と一番後ろの席に座ってソワソワし、講演の話も全く頭に入ってこなかったそうです。当時は、まだ、うつ病とパニック障害を抱えていましたので。

その2か月後には、私のワークショップに最前列で参加し、学んでくれました。もともと活動的で明るい方だったのでしょう。2か月前の不安でソワソワしていた表情は全くなく、イキイキと明るく、本来の自分と自信を取り戻していました。

5　仕事の責任感から13年以上続いていた嘔吐と嗚咽が軽減したケース

（群馬県・30代・会社員・千本木将夫さん）

千本木さんは、20代から続いていた十二指腸潰瘍と胃炎の他にも、13年前から仕事のプレッシャーと責任感から嘔吐と嗚咽が続いていました。「社長の片腕として期待に応えたい」「若手を引っ張っていかなければ」という責任感が人一倍強い方です。

かなり症状が重かったのですが、他の皆さんと同様、症状が改善しました。実際には、1週間程度で目に見えて体調が良くなり、それまで嘔吐と嗚咽で苦しんでいたにもかかわらず、「食欲がわいてきて、お腹が鳴り、恥ずかしいくらいです（笑）」とご報告をいただいたときは、私も自分のことのように嬉しかったです。

この場合の「お腹が鳴る」というのは、食欲が出てきたこともちろんありますが、脳がリラックスして、体が緩むと、自然とお腹が鳴ります。整体やマッサージで施術を受けているときと同様の状態で、非常にリラックスできている良い証拠です。

千本木さんは、もともと非常に情熱的で向上心の高い方です。今後、ますます、ビジネスでもプライベートでも活躍されるでしょう。

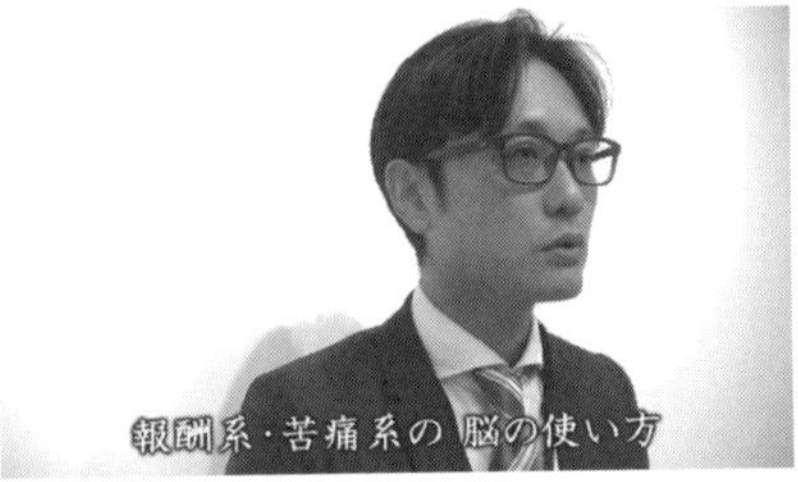

また、千本木さんは、「腸活ムダ」講演会に参加した後に、私の個別セッションを受けてくれましたが、「ぜひ、これを弊社で開催してほしい」と仰ってくださいました。社長も非常にスタッフ思いで熱い方です。「ぜひ、スタッフにも聞かせてあげたい。もっと元気に活躍してほしい」と社内研修として私を外部講師に呼んでくださいました。

研修の翌日、千本木さんからいただいたメッセージでは、「弊社のスタッフの日報でもセミナーのことが話題になっていて、私としてもうれしい限りです」というご連絡をいただき、社内日報に書かれていた内容を送ってくださいました（以下、そのまま転載します）。

「本日受けさせていただきましたセミナーは、とても良かったです。実行して人生を変えたいと

株式会社ネディア 様

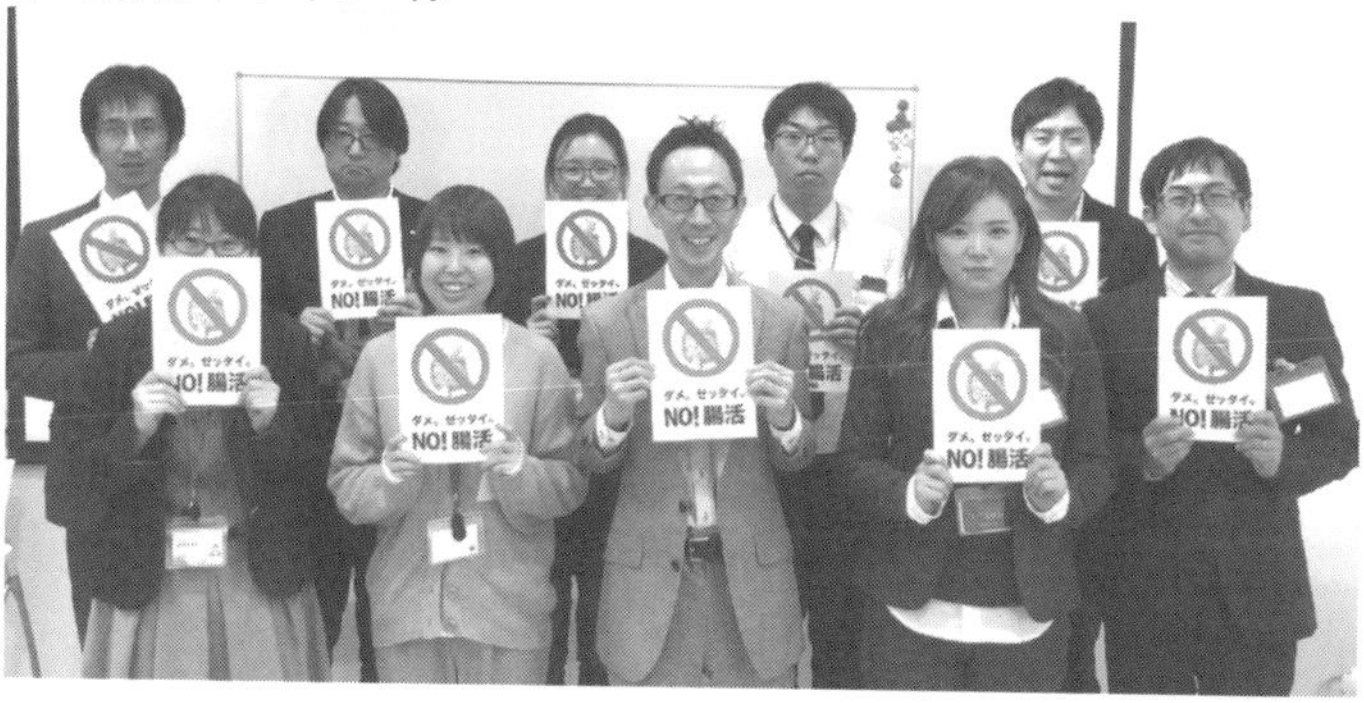

本気で思いました」

「『腸活はムダ』を拝聴しました。アンケートでも同じことを書きましたが、全く自分のことを指摘されたようで、これは3時間でも出席した価値があるぞとずっと関心し通しでした。帰宅したら家族とも共有しようと決意した次第です」

「本日の勉強会は、とても楽しく受講させていただきました。日々のちょっとした考え方ひとつでと、驚きと気づく部分が多かったです。これを実践していきます」

いかがでしょうか。ぜひ、あなたの職場でも、上司、部下、同僚と試してみてください。脳の使い方が悪く、苦痛系回路で「やらなきゃ」「やらなきゃ」で仕事をしていても、生産性が上がりません。

いえ、それどころか、うつ病になって働けなくなり、退職することになります。

お陰様で、最近では、社内研修で社長さんや人事の方からご連絡いただくケースが増えています。

通常の企業研修でも効果があると思いますが、派遣会社の登録スタッフ向けにやってみてはいかがでしょうか。

別のページにも書きましたが、実際に私は会社を経営していますので、人材を募集する際に派遣会社に連絡する場合もあります。ところが、派遣登録しているスタッフは数百人いても、実際に稼働している人はほんの一握りです。うつ病、パニック障害、体調不良、仕事をすっぽかす、現場でケンカする、人とのコミュニケーションが取れない……、これでは派遣できる人材がいなくて当然です。

派遣社員も継続的に仕事ができなければ、収入に困りますから人生が破綻寸前です。派遣社員は職と収入に困り、派遣会社は派遣できないため企業として儲からない、企業はまともな人材が確保できず、生産性が上がらない。これで日本が良くなるわけがありません。

職やお金に困った人間が犯罪に走ったり、将来に悲観して自殺することもあるでしょう。実際に年間3万人近くが自殺をしており、その多くが経済的な問題を抱えているというデータもあります。

私が実名と顔をさらしてまでも、ガリガリという最大のコンプレックスを公開し、自分が43年間の慢性的な下痢で悩んでいたという事実とそれを克服した方法を出すのは、「ここから日本を立て直す」という覚悟があるからです。ぜひ、派遣会社の営業マンや経営者の方は、企業研修として実践してみてください。

話を戻しましょう。個別セッションを活用した方は、皆さん、平均して2週間、早い方ですと翌日から体調が良くなっています。もちろん、1か月経過したその後も、健康な状態で過ごしています。紙面の都合で数人のクライアントしかご紹介できませんが、ホームページもご覧ください。

http://no-cho-katu.com/

上のＱＲコードからもアクセスできます。

※個別セッション（個別相談）につきましては、常に募集しているわけではありません。

また、個別セッションの内容や料金は予告なく変更する場合もあります。ご了承ください。

もちろん、個別セッションを受けなくても、ここに書いてあることを実践するだけで改善しますので、「自分でやっても効果がないのか」と思う必要は全くありません。実際に、「腸活ムダ」講演会に参加した翌日から、「下痢が治りました」「体調が良くなっています」というご報告を多数いただいています。

ところで、私自身、43年間の慢性的な下痢が治るのに「1か月」とお伝えしていますが、これは「長く見て」そう言っています。実際には、1週間も経たないうちに快便でしたが、「果して、治ったと言えるのだろうか？　もう1週間様子を見よう」「もう1週間、様子を見よう」「さすがに、ここまで快便が続くなら、治ったと言えるだろう」というのが1か月だったということです。

実質、私を含めた皆さん、平均すると2週間で症状が治まっています。

しかも、決して苦しいトレーニングや、不味い薬を飲んだわけでもありませんし、難しいワークをこなしたわけでもありません。医療器具も一切使っていません。サプリもプロテインも飲んでいません。

単に動作をする前に、すべて報酬系回路に切り替えてから行動に移っている、本当にこれだけです。お金も時間もかからず、たったこれだけのことで、原因不明の慢性的な体調不良から、一生解放されるなら、騙されたと思ってやる価値はあるでしょう。

時々、講演会で、「坂庭さん、報酬系回路はいつまでやればいいですか」と聞かれることがあります。裏返せば、「こんな面倒な作業をいつまでやらなきゃいけないんだ」という気持ちがあるのでしょう。ところが、きちんと実践すれば、講演会の翌日には体調が良くなってしまいます。すると、「今までの人生、もったいないことをしてきました」「このスキルを一生自分のものにしたい」「残りの人生が楽しみです」と言っています。

早ければ、翌朝から体調が良くなります。そして、体調だけでなく、2か月もすれば、ビジネスも人間関係も一気によくなっていきます。43年間、慢性的な下痢、原因不明の難病で苦しみ、ビジネスも人間関係も崩壊した私が断言します。

ぜひ、あなたも、今すぐ、楽しみながら、報酬系回路に切り替えてみてください。きっと、楽しくてやめられなくなるでしょう。

これは、決してオーバーでも何でもなく、私ほど苦痛系回路で、ネガティブで、重症な人間はいないと思っています。したがって、きっと、あなたは、もっと簡単に変われるはずです。

講演会参加者の声

東京、大阪、福岡などを飛び回り、講演会を行っています。実際に、講演会に参加した翌日から体調が良くなっている人が続出しています。参考までに参加者の声をご覧ください。

わざわざ講演会に参加しなくても、本書に書いたことをあなたも実践するだけです。時間も、お金も、場所も必要ありません。

もし、あなたが本書を実践し、外出できるようになったら、ぜひ、私に会いに来てください。一緒に記念写真を撮りましょう。もちろん、本書にサインもさせていただきます。

ぜひ、読み飛ばすことなく、1字1句、じっくりと読んでみてください。あなたと同じような症状で悩んでいる人もいれば、「自分は大丈夫」と思っている人など、ケース・バイ・ケースです。ところが、共通して「きょうからすぐにでも実践したい」「大切な人にも伝えたい」という思いです。決して、私の講義が良いからということではありません。人間の脳がスゴイのです。ぜひ、読んでみてください。

電話番号　　　　年齢：42　　都道府県：青森県

Q1. なぜ、このセミナーに参加しようと思いましたか？

・原因不明の下痢に悩んでいた為

・サロンのマッサージのお客様にもお伝え出来る事が有ると思った為

Q2. 何がきっかけで、このセミナーを知りましたか？（紹介者のお名前など）

坂庭テレのFacebook告知で

Q3. 参加する前は、どのようなことで悩んでいましたか？

・原因不明の下痢の繰り返し

・不眠

Q4. このセミナーで学んだこと、得たものは何ですか？

・不満・不安のある人生は、引き寄せているのではなく、自分で作り上げてしまっていること、そして新たに、希望ある人生に自分で変えられること。

Q5. 今すぐに実践し、自分の中で改善できることは何ですか？

、行動1つ1つに、報酬系思考を与えること

Q6. どのようなことで悩んでいる人にお勧めしたいですか？

、原因不明の症状に悩んでいる方

本気で人生を変えたい方

Q7. 講師へ熱いメッセージをお願いします。

最後はちょっと泣きそうになりました。

今後も沢山の方を幸せにしてあげて下さい

講演会参加者の声

フリガナ：
お名前：
年齢 35才　都道府県 群馬県

Q1. なぜ、このセミナーに参加しようと思いましたか？
便通が悪く腸活をして良くならない中、"NO腸活"とのことで興味を持ちました。

Q2. 何がきっかけで、このセミナーを知りましたか？（紹介者のお名前など）
Facebook

Q3. 参加する前は、どのようなことで悩んでいましたか？
便秘、人間関係、自分の性格、仕事、不眠

Q4. このセミナーで学んだこと、得たものは何ですか？
人生苦しいなあ、悲しいなあと感じていたけれど、
自分がその様な人生にしていたのでは？と思えた。

Q5. 今すぐに実践し、自分の中で改善できることは何ですか？
私はかなりの苦痛系回路人間でした。
→これらに対して、今日から報酬系で取り組みます！

Q6. どのようなことで悩んでいる人にお勧めしたいですか？
まずは私の心配をしている親に対して。

Q7. 講師へ熱いメッセージをお願いします。
先生のFBを見て伺いましたが、こわい人なのかなあと…ドキドキしながら来ました。
実際はとても素敵な先生で、楽しかったです。
以前前橋Rugでお見かけしたことがあります。
本当に来て良かったです。ありがとうございました。

フリガナ：[redacted]
お名前：

電話番号：[redacted]　　年齢：64　　都道府県：神奈川県

Q1. なぜ、このセミナーに参加しようと思いましたか？

食事や健康に興味があり、15年位前から潰瘍性大腸炎で通院中なので。

Q2. 何がきっかけで、このセミナーを知りましたか？（紹介者のお名前など）

ライン・FB・メルマガ が きっかけです。

Q3. 参加する前は、どのようなことで悩んでいましたか？

「XX」がどうしても知りたいと思いました。

Q4. このセミナーで学んだこと、得たものは何ですか？

脳の思考回路の大切さを学びました.

Q5. 今すぐに実践し、自分の中で改善できることは何ですか？

報酬系回路「[redacted]」を考えます。

Q6. どのようなことで悩んでいる人にお勧めしたいですか？

ネガティブ思考の人

Q7. 講師へ熱いメッセージをお願いします。

貴重な(お話し)講演をありがとうございます.
パワーを吸収できました。

講演会参加者の声

フリガナ：
お名前：[redacted]　　年齢　41　　都道府県　群馬県

Q1. なぜ、このセミナーに参加しようと思いましたか？

息子の体調不良が良くなったので、自分も改めて自分の考え方を見直したいと思ったから

Q2. 何がきっかけで、このセミナーを知りましたか？（紹介者のお名前など）

坂庭さん

Q3. 参加する前は、どのようなことで悩んでいましたか？

慢性的に疲れている（時々、下痢もある）

Q4. このセミナーで学んだこと、得たものは何ですか？

考え方ひとつで人生は豊かにできるし、
健康的に生きられるという実例

Q5. 今すぐに実践し、自分の中で改善できることは何ですか？

少しでも、報酬系回路で物事をとらえて
息子と共に、楽しく暮らす

Q6. どのようなことで悩んでいる人にお勧めしたいですか？

うつ病になりかけてる人。
息子の様に悩んでいる子どもたち。

Q7. 講師へ熱いメッセージをお願いします。

坂庭さんが、同じ様に悩んでる人の力になりたいと
本気で活動してることが伝わりました。
息子もトイレにこもることがなくなったので、
多くの人に広めて、たくさんの人が元気になると確信しました。

フリガナ：
お名前：＿＿＿＿　　　年齢 44　　都道府県 群馬

Q1. なぜ、このセミナーに参加しようと思いましたか？

腸活が大切だと思っていたのに「ダメ！」という言葉にびっくりしたので。

Q2. 何がきっかけで、このセミナーを知りましたか？（紹介者のお名前など）

ガウ。

Q3. 参加する前は、どのようなことで悩んでいましたか？

偏頭痛・肩こり・下半身のむくみ・ときどき便秘・生理前の肌あれ

Q4. このセミナーで学んだこと、得たものは何ですか？

坂庭さん、大変でしたね…でも私もそうなっていたかも。
なぜなら、苦痛系で思考していることに気付いたから。ありがとうございます！

Q5. 今すぐに実践し、自分の中で改善できることは何ですか？

動作の前に報酬系に切り替える！
ネガティブな情報にアクセスしないようにしようと思いました。

Q6. どのようなことで悩んでいる人にお勧めしたいですか？

何かわからない不安にさいなまれている方へ

Q7. 講師へ熱いメッセージをお願いします。

根底にある不安は何なのか、忙しいと言っていないで
掘り起こしてみたいと思います。
おもしろがってするのが良いなんて素敵ですね！
自然とわきあがってくる感謝の気持ち…大切にします。

フリガナ：

お名前：　　　　　　　　年齢　60　　都道府県　群馬県

Q1. なぜ、このセミナーに参加しようと思いましたか？

腸活は良い事と思っていたので、NO腸活とはどういう事？と興味を持ちました。

Q2. 何がきっかけで、このセミナーを知りましたか？（紹介者のお名前など）

さんのラインで、

Q3. 参加する前は、どのようなことで悩んでいましたか？

下痢までではないけれど軟便気味でつかれやすい。

Q4. このセミナーで学んだこと、得たものは何ですか？

「〜しなきゃ」という考え方、行動を何と1日中やっている自分に気づきました

思考をかえる事、すぐに実せんしたいと思う

これからの人生を楽しみたいと思います

Q5. 今すぐに実践し、自分の中で改善できることは何ですか？

Q6. どのようなことで悩んでいる人にお勧めしたいですか？

私と同じ様に知らず知らずに腸をいじめている人に

Q7. 講師へ熱いメッセージをお願いします。

今日来て良かったと思いました

今の私に必要な事でした。

ありがとうございました

フリガナ：
お名前：[redacted]

電話番号：[redacted]　年齢：38　都道府県：東京

Q1. なぜ、このセミナーに参加しようと思いましたか？
ボディケアの仕事をしています。そこから、脳、自律神経、心 などについて独学で学んでいて
こちらのイベントをfacebookで知り、興味を持ちました。

Q2. 何がきっかけで、このセミナーを知りましたか？（紹介者のお名前など）
[redacted]さんのシェアです。

Q3. 参加する前は、どのようなことで悩んでいましたか？
心配や不安な気持ちが生まれたときに、とらわれやすいこと。

Q4. このセミナーで学んだこと、得たものは何ですか？
~~「」~~「過去の事例を持ち出しても通用しない～」とはっきり聞けてスッキリしました。
マイナス→0、0→プラス、って確かに！と納得。

Q5. 今すぐに実践し、自分の中で改善できることは何ですか？
「なぜ」にはまりそうになったら、「[redacted]」を考えてみます

Q6. どのようなことで悩んでいる人にお勧めしたいですか？
やりたい事がある、やってるのに「うまくいかない」と思ってる人。

Q7. 講師へ熱いメッセージをお願いします。
素晴しい語り、経験談が聞けて楽しかったです。
わかっていると思ってたことも、まだまだなのだと感じました。知れてよかったです。

フリガナ：
お名前：　　　　年齢 43　　都道府県 群馬県

Q1. なぜ、このセミナーに参加しようと思いましたか？
常々なぜ効果のある人と効果の出ない人がいるのか考え
その答えがこのセミナーにある！と思いました。

Q2. 何がきっかけで、このセミナーを知りましたか？（紹介者のお名前など）
メールマガジン

Q3. 参加する前は、どのようなことで悩んでいましたか？
自分の願いが全く叶わない（結婚してから）

Q4. このセミナーで学んだこと、得たものは何ですか？

自分で自分の思考回路に気づく事が大切。

全ての源は自分自身である。


Q5. 今すぐに実践し、自分の中で改善できることは何ですか？

「〜しなきゃ」を1日中考えている事に気づきました。

言い換える習慣を身につけます。


Q6. どのようなことで悩んでいる人にお勧めしたいですか？

自分なりに健康法を確立していますが、その健康法をすすめる際にベースの考え方としてお伝えしたいと思います。

健康だけでなく全ての願望実現に有効であると思いました。


Q7. 講師へ熱いメッセージをお願いします。

坂庭さんのセミナーやセッションにいつも興味を持っておりました。

今日はとても有意義なセミナーをありがとうございました。

フリガナ：
お名前：

電話番号：　　　　　年齢：41　　　都道府県：千葉県

Q1. なぜ、このセミナーに参加しようと思いましたか？

○○のキーワードが気になって。

Q2. 何がきっかけで、このセミナーを知りましたか？（紹介者のお名前など）

FaceBook

Q3. 参加する前は、どのようなことで悩んでいましたか？

セルフコントロール

Q4. このセミナーで学んだこと、得たものは何ですか？

脳の大事さ

Q5. 今すぐに実践し、自分の中で改善できることは何ですか？

思考回路

Q6. どのようなことで悩んでいる人にお勧めしたいですか？

本当に原因不明の体調不良の人

Q7. 講師へ熱いメッセージをお願いします。

初めて受けて楽しく学べました。
やっぱり改善することは、自分の中にあるんだなーと思いました。
熱い講義に、がんばってみようと思いました!!
先生のおかげです。感謝す！

講演会参加者の声

フリガナ：
お名前：[redacted]

電話番号：[redacted]　年齢：42　都道府県：栃木県

Q1. なぜ、このセミナーに参加しようと思いましたか？
坂庭先生からの直のお誘いがあり、きっと自分にとって必要な内容だろうと思ったこと。

Q2. 何がきっかけで、このセミナーを知りましたか？（紹介者のお名前など）
坂庭先生のFacebookのページ

Q3. 参加する前は、どのようなことで悩んでいましたか？
健康上の悩みは特にないものの、金銭的には常に不足感があった。
親族との関係をどう解決しようか。

Q4. このセミナーで学んだこと、得たものは何ですか？
自分の思考回路がかなりの部分で無意識のうちに苦痛系回路になっていたことに気付きました。またそれがどれほどの悪影響があるのかを強く認識しました。

Q5. 今すぐに実践し、自分の中で改善できることは何ですか？
生活の中でふだんしていることを報酬系回路にすることで、自分に良い変化が出てきそうです。

Q6. どのようなことで悩んでいる人にお勧めしたいですか？
腸の悩みに限らず何かしらで悩みのあるあらゆる人にお勧めできると思います。

Q7. 講師へ熱いメッセージをお願いします。
今回はお誘いいただいてありがとうございました。また時間が経ってから復習としてもう一度、受講したくなる内容でした。今後ともよろしくお願いします。

フリガナ：[redacted]
お名前：[redacted]

電話番号：[redacted]　年齢：42　都道府県：群馬

Q1. なぜ、このセミナーに参加しようと思いましたか？

思考転換に興味がある為.

Q2. 何がきっかけで、このセミナーを知りましたか？（紹介者のお名前など）

坂庭先生と．友人．

Q3. 参加する前は、どのようなことで悩んでいましたか？

従業員の定着率．

Q4. このセミナーで学んだこと、得たものは何ですか？

報酬型思考の大切さ．

Q5. 今すぐに実践し、自分の中で改善できることは何ですか？

お金の無い事への執着を少なくする．

Q6. どのようなことで悩んでいる人にお勧めしたいですか？

会社の同僚．

Q7. 講師へ熱いメッセージをお願いします。

改めてこうして時間を作って人の話を聞く事により自分の中で腑に落ちる事ばかりでした。

講演会参加者の声

フリガナ：
お名前：

電話番号：　　年齢：43　都道府県：群馬県

Q1. なぜ、このセミナーに参加しようと思いましたか？

腸活にも興味があって、何かはじめようと思っていた所だった事もあって参加を希望しました。

Q2. 何がきっかけで、このセミナーを知りましたか？（紹介者のお名前など）

フェイスブック

Q3. 参加する前は、どのようなことで悩んでいましたか？

人前、過敏性腸症候群や、胃がいたくて悩んでいた。今は大丈夫。
旦那さんが便がいつもゆるめなので、気になります。

Q4. このセミナーで学んだこと、得たものは何ですか？

脳の使い方で人生が変わる。報酬系と苦痛系回路について知ってはいたけれど、具体的なやり方を学べて良かったです。

Q5. 今すぐに実践し、自分の中で改善できることは何ですか？

まずは、行動の前に報酬系で考える。
その前に、1日の自分の行動パターンを書き出してみます。

Q6. どのようなことで悩んでいる人にお勧めしたいですか？

いつもイライラしている人。文句ばかり言っている人。
まゆをしかめている人。

Q7. 講師へ熱いメッセージをお願いします。

久しぶりに会えて、元気な姿を見れて嬉しかったです。
素敵な成功体験から、多くを学べたと思うので
しっかり実行にうつしていきます。

フリガナ：
お名前：　—　年齢 34　都道府県 群馬

Q1. なぜ、このセミナーに参加しようと思いましたか？

日頃より急にお腹が痛くなったり不安をもつことがあり興味がありました

Q2. 何がきっかけで、このセミナーを知りましたか？（紹介者のお名前など）

坂庭さん　さんの紹介

Q3. 参加する前は、どのようなことで悩んでいましたか？

何か不安なことがあると積極的に自発した行動がとれないこと

Q4. このセミナーで学んだこと、得たものは何ですか？

考え方、思考をかえることで自身の行動が変わるだけでなく
体調なども中から変えることができることを学ばせてもらいました

Q5. 今すぐに実践し、自分の中で改善できることは何ですか？

～しなきゃ、やらなきゃで考えたことをほんのささいなことでいいので考えなおす
一つのことから感謝することから変えていきたいです

Q6. どのようなことで悩んでいる人にお勧めしたいですか？

不安な思いをもって日々の生活を悩んでいる人全てに教えたいです

Q7. 講師へ熱いメッセージをお願いします。

坂庭さん自身の過去を知ることにより、坂庭さんのことが好きになりました
また今後ともによろしくお願いします

講演会参加者の声

フリガナ：
お名前：[redacted]

電話番号：[redacted]　　年齢：51　　都道府県：神奈川県．

Q1. なぜ、このセミナーに参加しようと思いましたか？

脳の使い方を学べると思ったので．

Q2. 何がきっかけで、このセミナーを知りましたか？（紹介者のお名前など）

坂庭先生のFaceBook、Line等．

Q3. 参加する前は、どのようなことで悩んでいましたか？

時間やお金を無駄にしてしまったと思う事が時々ある．

Q4. このセミナーで学んだこと、得たものは何ですか？

脳の使い方、思考方法を変えることで、ビジネス、人生を変えられると学ぶことができました．

Q5. 今すぐに実践し、自分の中で改善できることは何ですか？

思考方法を報酬系に変えていく．

Q6. どのようなことで悩んでいる人にお勧めしたいですか？

目標を見失っているような人．

Q7. 講師へ熱いメッセージをお願いします。

43年間の苦しみは理解できないことですが、"日本を変えたい"という坂庭先生の意気込みには感動しました。

フリガナ：
お名前：　　　　年齢　50才　　都道府県　群馬

Q1. なぜ、このセミナーに参加しようと思いましたか？

心や体の健康に関する事に興味があるので

Q2. 何がきっかけで、このセミナーを知りましたか？（紹介者のお名前など）

坂庭さんの FB投こう

Q3. 参加する前は、どのようなことで悩んでいましたか？

ついつい ネガティブになる

Q4. このセミナーで学んだこと、得たものは何ですか？

~~無意識に思考を~~ ネガティブな思考になっている事
起きた時から　～しなきゃになっていてビックリしました。

Q5. 今すぐに実践し、自分の中で改善できることは何ですか？

まずは明日の朝から　報酬系を実践したいと思います。

Q6. どのようなことで悩んでいる人にお勧めしたいですか？

健康だけでなく人間関係や仕事で悩んでいる人にも
おすすめしたい。

Q7. 講師へ熱いメッセージをお願いします。

今回はありがとうございました。
講演を聞いてますます人生が豊かになるような気分になりました。
私のお客様や生徒さんにも話を聞いてもらえて嬉しかったです。
今後の展開（書籍なども）楽しみにしています♪

講演会参加者の声

フリガナ：
お名前

電話番号
年齢：43
都道府県：群馬県

Q1. なぜ、このセミナーに参加しようと思いましたか？

腸に興味があったので

Q2. 何がきっかけで、このセミナーを知りましたか？（紹介者のお名前など）

Q3. 参加する前は、どのようなことで悩んでいましたか？

アトピー

Q4. このセミナーで学んだこと、得たものは何ですか？

脳の使い方、人生を好転させる考え方を得ました

Q5. 今すぐに実践し、自分の中で改善できることは何ですか？

食べ物を食べる時の考え方
お金を支払う時の考え方

Q6. どのようなことで悩んでいる人にお勧めしたいですか？

友人や家族に勧めたいです

Q7. 講師へ熱いメッセージをお願いします。

今日の話は千円じゃ安すぎる位素晴しい内容でした
万単位でも十分見合う内容だと思います

フリガナ：
お名前：　—　年齢 43　都道府県 茨城県

Q1. なぜ、このセミナーに参加しようと思いましたか？

考え方、思考を替えたい。生活を良くしたい。

Q2. 何がきっかけで、このセミナーを知りましたか？（紹介者のお名前など）

Iさんの紹介。

Q3. 参加する前は、どのようなことで悩んでいましたか？

人間関係。人とのコミュニケーション

Q4. このセミナーで学んだこと、得たものは何ですか？

腸よりも脳の考え方を変える。

Q5. 今すぐに実践し、自分の中で改善できることは何ですか？

行動前の考え方をちょっとだけ変える。

Q6. どのようなことで悩んでいる人にお勧めしたいですか？

原因がわからない病気で悩んでいる方。マイナス思考の方。

Q7. 講師へ熱いメッセージをお願いします。

どんな話なのか、不安で来ましたが、
楽しい＋おもしろく、ちょっとだけの時間。
簡単に考え方を変えると良くなるんだと思いました。
マイナスから「＋」にしていきたいです。

フリガナ：
お名前：　　　　　　年齢　62　　　都道府県　群馬

Q1. なぜ、このセミナーに参加しようと思いましたか？

体調不良で、

Q2. 何がきっかけで、このセミナーを知りましたか？（紹介者のお名前など）

さんにおしえてもらって

Q3. 参加する前は、どのようなことで悩んでいましたか？

不眠、胃痛　やる気のなさ…（一時 [illegible]《あつと》 下痢）

Q4. このセミナーで学んだこと、得たものは何ですか？

最も大切なこと。

Q5. 今すぐに実践し、自分の中で改善できることは何ですか？

思考回路を変え、まず真に健康となる。

Q6. どのようなことで悩んでいる人にお勧めしたいですか？

元気のない人、ぐちっぽい人　etc

Q7. 講師へ熱いメッセージをお願いします。

長年のご苦労（ギフト）の末の心からのメッセージ、
私もぜひ実践したいと思います。
お会いできて良かった！ありがとうございます！

フリガナ：
お名前：[redacted]

電話番号：[redacted]　年齢：29　都道府県：群馬

Q1. なぜ、このセミナーに参加しようと思いましたか？

脳の使い方を学んで 生活を豊かにしたいから。

Q2. 何がきっかけで、このセミナーを知りましたか？（紹介者のお名前など）

坂庭さんから 直接ご紹介いただきました。

Q3. 参加する前は、どのようなことで悩んでいましたか？

諦めグセ、自己否定グセ、自信がないフリ、etc、行動を躊躇する自分

Q4. このセミナーで学んだこと、得たものは何ですか？

脳の思考パターンの影響力、

そのパターンの変え方、それが人生の変え方にもつながるということ。

Q5. 今すぐに実践し、自分の中で改善できることは何ですか？

悩みながら、思考パターンを変えてから行動してみます。

報酬系〜!!

Q6. どのようなことで悩んでいる人にお勧めしたいですか？

苦痛系の人は自分を責めがちだと思います。（私もそうなることがあるので…）

そんな自分を責めがちな人へお勧めしたいです。

Q7. 講師へ熱いメッセージをお願いします。

教育の場でもこのお話は必要だと思います。

先生方や保護者の方にもつなげられたらと思います。

講演会参加者の声

フリガナ：

お名前：＿＿＿＿　　年齢　57　　都道府県　群馬県

Q1. なぜ、このセミナーに参加しようと思いましたか？

近所の知り合いが3年体調不良に悩んでいるので、伝えたくて参加しました

Q2. 何がきっかけで、このセミナーを知りましたか？（紹介者のお名前など）

フェースブック

Q3. 参加する前は、どのようなことで悩んでいましたか？

夢がなかなか実現していないこと
近所の方を助けてあげられない

Q4. このセミナーで学んだこと、得たものは何ですか？

脳の思考で解決方法がある事を知り、私も実践して
伝える側になれたら幸せです

Q5. 今すぐに実践し、自分の中で改善できることは何ですか？

「〜しなきゃ」ばかりの思考を変えることを明日から実行する

Q6. どのようなことで悩んでいる人にお勧めしたいですか？

病院にいっても原因不明で悩んでいる近所の方に
まず伝えたいです。

Q7. 講師へ熱いメッセージをお願いします。

これからのご自身の体験で沢山の人を
助けてあげて活躍されることをお祈り致します
ありがとうございました

フリガナ：

お名前：

電話番号：　　　年齢：51　　　都道府県：東京

Q1. なぜ、このセミナーに参加しようと思いましたか？

坂庭さんの腸活はダメ！に至るまでのプロセスに興味を持ち、直接お会いしたくて参加しました。

Q2. 何がきっかけで、このセミナーを知りましたか？（紹介者のお名前など）

FBで投稿を拝見しました。

Q3. 参加する前は、どのようなことで悩んでいましたか？

「〜しなきゃ」思考で頭がカオスでした。毎日つかれがとれずエネルギー切れをおこしていました。

過去何度かうつ状態で通院したこともあり今でも動けなくなることがあります。

Q4. このセミナーで学んだこと、得たものは何ですか？

自分がこれまで何をやってもうまくいかなかったことが思考にあったことがよくわかりました。

ゼロをプラスにの段階ではなく、マイナスをゼロにすることからスタートしなければいけないことがわかりました。

Q5. 今すぐに実践し、自分の中で改善できることは何ですか？

「〜してみよう」と意識的に切りかえています。

Q6. どのようなことで悩んでいる人にお勧めしたいですか？

体調が悪い方はもちろん、ネガティブ思考で前に進むことができない方に

お勧めしたいです。

Q7. 講師へ熱いメッセージをお願いします。

3.11の当時、1才の子供を抱えて放射能の不安からノイローゼになり、それが今でも

食品選びや外食の不安となって残っている事に気付かされました。それよりもっと前に、

交通事故にあい、外出が怖くなったことも心の根底では解決していないことも気付きました。

坂庭さんがご自分の経験を正直に話して下さったおかげです！ありがとうございました。

フリガナ

お名前：　　　　　　　　年齢　49　都道府県　栃木県

Q1. なぜ、このセミナーに参加しようと思いましたか？

少しでも良くなるきっかけになればと思って

Q2. 何がきっかけで、このセミナーを知りましたか？（紹介者のお名前など）

坂庭氏のフェイスブックを見て

Q3. 参加する前は、どのようなことで悩んでいましたか？

過敏性腸症候群（不安症）

Q4. このセミナーで学んだこと、得たものは何ですか？

思考は変えられる

Q5. 今すぐに実践し、自分の中で改善できることは何ですか？

報酬型思考へ変えていく。

Q6. どのようなことで悩んでいる人にお勧めしたいですか？

同じく胃腸系でなやんでいる人。

Q7. 講師へ熱いメッセージをお願いします。

これからも1人でも多くの人を救って頂きたいと思います。

治った報告が出来る様に、実行してみます。 [redacted]

フリガナ：

お名前：　　　　　　　　　　年齢　44才　　都道府県　群馬県

Q1. なぜ、このセミナーに参加しようと思いましたか？

~~自分が~~　少しでも　よりよく　すごしたい

Q2. 何がきっかけで、このセミナーを知りましたか？（紹介者のお名前など）

上司　　　　からの紹介

Q3. 参加する前は、どのようなことで悩んでいましたか？

日々　人を　こうげきして　人を責める自分

Q4. このセミナーで学んだこと、得たものは何ですか？

～しなきゃが　自分の中で　すごく多いということ

それを　変えていけば、もっと人に　与えられる　自分になるということ

Q5. 今すぐに実践し、自分の中で改善できることは何ですか？

朝・昼・夜　毎日していることを

報酬系にかえてみる

Q6. どのようなことで悩んでいる人にお勧めしたいですか？

頭でっかちになっていて、がんじがらめになっている~~新人~~後輩

うつで外出できていない友人

Q7. 講師へ熱いメッセージをお願いします。

今日はありがとうございました

いろんな経験談を聞かせていただき、

土屋さんでしか伝えられないことだと思いました

~~普段~~ 今まで　いろんなセミナーに行かせていただきましたが

初めて素直にやってみようと思いました!!!

講演会参加者の声

フリガナ：

お名前：[redacted]　　年齢　32　　都道府県　群馬

Q1. なぜ、このセミナーに参加しようと思いましたか？

[redacted]に誘ってもらえました。

Q2. 何がきっかけで、このセミナーを知りましたか？（紹介者のお名前など）

坂庭さんのフェイスブック

Q3. 参加する前は、どのようなことで悩んでいましたか？

5年〜平日は昼食後にお腹くだっていました。

Q4. このセミナーで学んだこと、得たものは何ですか？

上記の理由はよく分かりました!!

外来の戦う思考で腸を弱くしていたのだと!!

Q5. 今すぐに実践し、自分の中で改善できることは何ですか？

毎日イライラしています。

一つ一つ見直します。今すぐだと朝目覚めたときに思考変えます!

Q6. どのようなことで悩んでいる人にお勧めしたいですか？

情緒不安定な方に。

女性に多いと感じます。

Q7. 講師へ熱いメッセージをお願いします。

坂庭さん! [redacted]だったのですね!!!

全く想像できませんでした。スッキリ!!!

自殺者を救える、今の日本も良くなる!! と思いました!!

これからのますますのご活躍応援しております!!

フリガナ：
お名前：＿＿＿＿＿＿＿＿＿　年齢＿＿＿＿　都道府県＿＿＿＿＿＿＿＿

Q1. なぜ、このセミナーに参加しようと思いましたか？

家族が毎日下痢だった　トイレの数が[illegible]

Q2. 何がきっかけで、このセミナーを知りましたか？（紹介者のお名前など）

Facebookで[illegible]とつながっているので

Q3. 参加する前は、どのようなことで悩んでいましたか？

家族のトイレ事情

Q4. このセミナーで学んだこと、得たものは何ですか？

思考のくせがこれほど影響しているとは。

Q5. 今すぐに実践し、自分の中で改善できることは何ですか？

「～しなきゃ」だらけだったので　なぜ　思考くせから直します

Q6. どのようなことで悩んでいる人にお勧めしたいですか？

病気的な悩みの人もですが　小さいことでクヨクヨする人たちも[illegible]

Q7. 講師へ熱いメッセージをお願いします。

元気になって、本当によかったです。

損得だけで動かない、熱い[illegible]さん　ステキです。

私も報酬系で頑張ります。

講演会参加者の声

フリガナ：
お名前 [redacted]　年齢 38　都道府県 群馬

Q1. なぜ、このセミナーに参加しようと思いましたか？

私も胃・腸が良い方でないため、良い機会だと思いました。

Q2. 何がきっかけで、このセミナーを知りましたか？（紹介者のお名前など）

[redacted]

Q3. 参加する前は、どのようなことで悩んでいましたか？

ストレスが胃腸に出てくること。

Q4. このセミナーで学んだこと、得たものは何ですか？

考え方を変える。報酬型の思考

Q5. 今すぐに実践し、自分の中で改善できることは何ですか？

朝起きたときから「朝が来ちゃった……」と思ってしまうので、
少しでも報酬型に改善したいなあと思います。

Q6. どのようなことで悩んでいる人にお勧めしたいですか？

他人からは分からないけれども、意外にネガティブ思考で
悩んでいる人は多いので、そのような人に聞いてもらいたいです。

Q7. 講師へ熱いメッセージをお願いします。

セミナーありがとうございました。
私も同じように胃腸が悪く（坂庭さんほどではありませんが……）
ネガティブな苦痛系回路が多いなあと思っているので
非常に勉強になりました。
ぜひ、ウチの会社でもセミナーをやって頂きたいです。

フリガナ：
お名前：

電話番号：　　　　年齢：48　　　　都道府県：愛知県

Q1. なぜ、このセミナーに参加しようと思いましたか？

体調不良(慢性的な頭痛)があるので何とかしたくて

Q2. 何がきっかけで、このセミナーを知りましたか？（紹介者のお名前など）

坂庭さんからの案内

Q3. 参加する前は、どのようなことで悩んでいましたか？

慢性的な頭痛の原因がわからない。

Q4. このセミナーで学んだこと、得たものは何ですか？

「思考」が全て。

Q5. 今すぐに実践し、自分の中で改善できることは何ですか？

自分の日常の行動の思考を思い起こして苦痛回路になっているものを報酬回路に変換する。

Q6. どのようなことで悩んでいる人にお勧めしたいですか？

長い間体調が悪く自分の好きなことをできない人

Q7. 講師へ熱いメッセージをお願いします。

いつもすぐに実践できる効果的な方法を提供していただきありがとうございます。
自分でもいろいろと人に伝えていきたいと思います。

講演会参加者の声

フリガナ：[redacted]
お名前：

電話番号 [redacted]　　年齢：46　　都道府県：埼玉

Q1. なぜ、このセミナーに参加しようと思いましたか？

ネガティブ思考脳をポジティブ脳に変えたいから

Q2. 何がきっかけで、このセミナーを知りましたか？（紹介者のお名前など）

Facebookの告知

Q3. 参加する前は、どのようなことで悩んでいましたか？

ネガティブ思考な部分

Q4. このセミナーで学んだこと、得たものは何ですか？

思考回路は2つあり報酬系回路のつかい方ができれば全てに通ずる。

Q5. 今すぐに実践し、自分の中で改善できることは何ですか？

自分の思考パターンの書き出し

Q6. どのようなことで悩んでいる人にお勧めしたいですか？

ネガティブ思考な人

Q7. 講師へ熱いメッセージをお願いします。

今回のセミナーを受け前回のバンドワゴンより
より脳のつかい方が分かる様になり前回より
ポジティブ脳（報酬系回路）になれる自信が
わいてきました。そしてまたお会いできて良かったです。ありがとうございました。

フリガナ：
お名前：[redacted]

電話番号：[redacted]　年齢：47　都道府県：大阪府

Q1. なぜ、このセミナーに参加しようと思いましたか？

抜け切れない、ネガティブ思考から抜け出したかったから。不安障害を乗りこえたかったから。

Q2. 何がきっかけで、このセミナーを知りましたか？（紹介者のお名前など）

Facebook.

Q3. 参加する前は、どのようなことで悩んでいましたか？

ネガティブ思考、自己嫌悪、引っこみ思案、不安障害

Q4. このセミナーで学んだこと、得たものは何ですか？

思考回路の切りかえ方のコツ

Q5. 今すぐに実践し、自分の中で改善できることは何ですか？

あ、と思ったら「そうか、こうしよう」と考え方を切り替えること。

Q6. どのようなことで悩んでいる人にお勧めしたいですか？

ネガティブ思考、パニック障害などの人たち。

Q7. 講師へ熱いメッセージをお願いします。

生の声がきけてうれしかったです。
今日の熱は忘れません。ありがとうございました。

講演会参加者の声

フリガナ： [redacted]
お名前： [redacted]　　年齢 45　　都道府県 ぐんま

Q1. なぜ、このセミナーに参加しようと思いましたか？

坂庭さんの熱意、想い！

Q2. 何がきっかけで、このセミナーを知りましたか？（紹介者のお名前など）

[redacted]

Q3. 参加する前は、どのようなことで悩んでいましたか？

特にないのですが…（苦笑）

Q4. このセミナーで学んだこと、得たものは何ですか？

思考パターンを変えるだけで人生が変わってしまうこと

Q5. 今すぐに実践し、自分の中で改善できることは何ですか？

1日4万8千のネガティブ思考を報酬型思考に変えること！

Q6. どのようなことで悩んでいる人にお勧めしたいですか？

何をしても病気やネガティブが治らない人、人生をあきらめている人

Q7. 講師へ熱いメッセージをお願いします。

坂庭さんの実体験がベースになっているので説得力があり、使命感を感じました。ここから1人でも多くの人を救って下さい！応援しています！

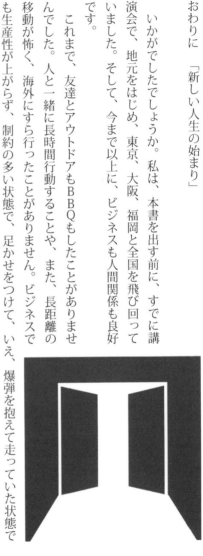

おわりに　「新しい人生の始まり」

いかがでしたでしょうか。私は、本書を出す前に、すでに講演会で、地元をはじめ、東京、大阪、福岡と全国を飛び回っていました。そして、今まで以上に、ビジネスも人間関係も良好です。

これまで、友達とアウトドアもＢＢＱもしたことがありませんでした。人と一緒に長時間行動することや、また、長距離の移動が怖く、海外にすら行ったことがありません。ビジネスでも生産性が上がらず、制約の多い状態で、足かせをつけて、いえ、爆弾を抱えて走っていた状態ですから…。

「体調が悪い」というだけで、人生の大半を損します。年齢的なことを言えば、日本人男性の平均寿命は80歳と言われていますから、すでにその半分を失ってしまいました。失った時間は、もう二度と取り戻せません。でも、健康を取り戻した今、残りの人生を楽しむことはできます。

まさに、新しい人生の始まりです。こんな辛い思いは、私だけで十分です。限りある人生の中、私より年配の人はもちろん、私よりも若い人や青春真っ只中の人、学生、子供なども、未来を潰してしまうことがないように、１秒でも良くなってほしいと願わずにはいられません。

健康になれば、外出が楽しくなり、人と会うことも増え、行動範囲も広がっていきます。必然的にビジネスも人間関係もどんどん良くなっていきます。家族と旅行を楽しんだり、友だちとアウトドア、ＢＢＱもできます。スポーツを楽しんだり、スキルアップにも取り組めます。

「健全な精神は健全な体に宿る」と言いますが、その体を支配し、コントロールしているのは、すべて脳です。

健康に勝るパフォーマンスはありません。受験生も、主婦も、営業マンも、経営者も、スポーツマンも、脳の使い方を変えることで、より健康になれますので、努力家で勤勉なあなたは、もっともっとパフォーマンスが発揮できるはずです。

「エビデンスがない」と切り捨てることは簡単です。でも、もし、病院でも、整体でもマッサージ、カウンセリング、あるいはヒーリングでも良くならない方は、ぜひ実践してみてください。

そして、患者さんを治せない医者、セラピスト、カウンセラー、ヒーラーの方も、ぜひ現場で導入してみてください。私１人が頑張っても、所詮、単なる健康オタクの１馬力です。むしろ、プロの皆さんが、現場で活かしたほうが、より早く、もっともっと良くなっていくでしょう。

ところで、私が、ここまで諦めずに生き続け、頑張って慢性的な下痢を乗り越えられたのは、医者、セラピスト、カウンセラー、ヒーラーなどのプロの皆さんの存在があったからです。

彼ら、彼女らのアドバイス、熱心なご指導、温かい応援、優しい励ましと支え、それらがあったからこそです。

「1日も早く良くなって、『お陰様で良くなりました』と報告がしたい」という強い思いがありました。だからこそ、生きて乗り切ることができたのです。本当に感謝しかありません。

本書は、「マイナスからゼロに戻す話」です。「腸活はムダ」と過激なタイトルをつけましたが、それは決して「腸活が悪い」というわけではありません。ゼロからプラスにする方法や、プラスをもっとプラスにするのは、紛れもなく医者、セラピスト、カウンセラー、ヒーラーなどのプロの皆さんのお仕事です。私の周りには、本当に素晴らしいプロの皆さんがたくさんいます。

ぜひ、あなたも、まずはマイナスからゼロに戻してください。その先は、私を介して素晴らしいプロの方達と出会ってください。きっと、あなたの力になってくれるはずですし、あなたの人生をより良いものへと導いてくれるでしょう。私が信頼している専門家の皆さんを自信をもってご紹介します。

また、「再現性の高い方法で絶対に治して、自分と同じ症状で苦しんでいる人の力になりたい」という気持ちが常にベースにありました。それこそが、最大限のモチベーションであり、諦めない最大の理由でした。

そして、今、それが叶ったのです。

正直、「一度だけ講演会を開催し、それを撮影しておいて、動画で配信したり、DVDで販売する」ということもできないわけではありません。実際、私は、ネットビジネスを中心に稼いできましたので、販売方法は知り尽くしています。でも、果して、それで、どれだけの人に伝わるか疑問でした。

また、講演会では、2~3時間と、話せる時間に制限があります。「家から出られない人にこそ伝えたい」「講演会では話しきれない部分まで伝えたい」、そう思ったとき、出版を思いつきました。

親しい人はご存知ですが、私は、出不精で、人間嫌いです。目立つのが好きではありませんし、決して大人数でワイワイするタイプではありません。毒舌で嫌われ者です。人気者ではありません。まして、自分のコンプレックスをさらし、顔と名前まで出すのは、抵抗がなかったと言えば嘘になります。

「食事で病気は治せない」「腸活はムダ」とFacebookに投稿したところ、批判的なコメントやメッセージも受け取りました。中には離れていった人もいます。全国の医者やセラピスト、カウンセラー、ヒーラーを敵に回してでも、私にはどうしても伝えたかったのです。伝えなければならなかったのです。

この43年間は、私にとって苦しみと挫折と絶望の連続でした。新しい健康法や食事法を聞きつけると、「今度こそ、これで健康になれる」と飛びつき、やっぱりダメだったときの絶望感は経験した人間にしかわからないでしょう。

「今度こそ」「今度こそ」と繰り返すうちに、「今度もダメだったら」と思うようになり、挫折して傷つくのが怖く、新しい健康法を試せない時期もありました。あらゆる健康法を試しても一向に良くならず、食事を変えても下痢が止まらずに、「また下痢をしてしまった…」とトイレにこもり、悔しくて、惨めで、悲しくて、「チキショー！　チキショー！　チキショー！」とお腹を何十回もパンチしたことは、一度や二度ではありません。

でも、こうして初めて健康になれた今、「脳の素晴らしさ」「脳の可能性」に驚いています。「これをビジネス、スポーツ、恋愛、人間関係、スキルアップにも活かせたら、とんでもないことになるぞ」とワクワク、いえ、ゾクゾクしてたまりません。この発見は、私にとって財産になりました。人生最大のギフトです。43年間、苦しんだからこそ掴みとれたのです。そのギフトを1人でも多くの方にも届けたい、そんな気持ちです。

同時に、14年以上、ビジネスをしてきましたが、正直、初めて「人様のお役に立てている」という実感があります。

もちろん、これまでも誠心誠意、全力でサービスを提供し、アドバイスしたり、結果を出して来ましたが、どこの馬の骨かわからない人間（私）を前に、初対面では不安そうにして、何年も原因不明の慢性的な下痢で苦しんでいた人が、1週間もしないうちに快便になり、1か月後には晴れ晴れとした顔をして、「坂庭さん、今度、一緒に食事に行きましょう！」「ランチで中華を食べるのを楽しみにしています!!」「別のセミナーにも参加します！」「今度は私の地元でも開催してください」と言ってくれます。

「自分の克服した経験が、誰かの役に立つ」、これに勝るやり甲斐はありません。今の私の「夢」は、外に出て食事をできるようになったあなたと一緒にBBQをすることです。

人生、すべてネタです。1年後は、きっとあなたも今を笑い話にできている、そう願ってやみません。打つ手は無限です。あなたが諦めない限り。

ぜひ、あなたもここに書いたことを実践してみてください。やることは「報酬系回路で考えること」、たったこれだけです。

慌ただしい日常の中で、1呼吸置いて、すべての動作の「前」に、報酬系回路へ切り替えてから行動に移りましょう。あなたが健康を取り戻し、家から出られるようになったら、ぜひFacebookからご報告ください。そして、新幹線や飛行機で東京まで来られるようになったら、そのときは本書を片手に、私のワークショップやセミナーに遊びに来てください。記念にサインをさせていただきます。その日を夢見て。

最後までお付合いいただき、ありがとうございました。諦めないでください。きっと、良くなります。

〈謝辞〉

・トランスフォームマネジメント株式会社の梯谷《はしがい》幸司《こうじ》先生

梯谷先生がいらっしゃらなかったら、私も、クライアントさんも、未だに下痢が治っていなかったはずです。うつ病やパニック障害で苦しんでいたことでしょう。

「言葉でガンを消す」「病気をやめる・やめさせる」など、画期的なメソッドを公開していただき、本当にありがとうございます。

また、数々の素晴らしい事例とノウハウには、いつも驚き、私も日々、実践させていただいています。

先生は、私にとって恩人であるとともに、恩師でもあります。これからもよろしくお願いします。

梯谷幸司先生のホームページ：http://transform-works.com/

・静岡の美容家・藤田千春さん

もし、あのとき、藤田さんから梯谷先生の存在をお聞きしなかったら、私はまだ絶望の暗闇の中にいたでしょう。今、こうして生きているかどうかもわかりません。

藤田さんとの出会いが、私の人生を変えるきっかけになりました。私にとって恩人の1人です。

これからも、たくさんの方の美と健康のためにご活躍ください。またお会いできるのを楽しみにしています。

藤田千春さんのアメブロ：https://ameblo.jp/cspring/

・群馬の腸セラピスト「セルフメイド」の福田愈美《ゆみ》さん

こんなタイトルにもかかわらず、講演会に来てくださり、温かく励まし、支え、応援してくださいまして、本当にありがとうございます。

愈美さんとの出会いによって、食事・睡眠・運動など、あらゆる面において、学ぶきっかけになりました。

美容系のエステからスタートし、腸モミ、そして、統合医療と、常に進化している愈美さんには経営者としても非常に尊敬しています。今後ともよろしくお願いします。
福田愈美さんのホームページ：http://selfmade.jp/

・集客請負人・平賀正彦先生

350万円の借金を背負い、廃業寸前から軌道に乗せられたのは、ひとえに平賀先生のアドバイスのお陰です。

14年前、もし、平賀先生と出会っていなければ、借金を抱えたまま、とっくに廃業し、サラリーマンに戻っていたと思います。今でもこうしてビジネスをしていられるのは、平賀先生のアドバイスと支えのお陰です。

私にとっては、「師匠」でもあり、「守護神」ともいえる存在です。これからも、私も含め、たくさんのクライアントのために、ご指導をお願いします。
平賀正彦先生のホームページ：https://www.hiragamasahiko.jp/

皆さんとの出会いがなければ、今の私はありません。どんなに感謝しても感謝しても、しきれません。私の一生をかけて恩返しさせていただきます。どうか、これからも、益々ご活躍することで、悩める方たちを救ってあげてください。そして、今後ともよろしくお願いします。

最後に私を病弱に育ててくれた両親へ

これまで、こんな体に産んで育てられたことに対して恨んだことがなかったと言えば嘘になります。この43年間、どれほど惨めで苦しくて、悩んできたか。

でも、この苦しみがあったからこそ、最大のギフトとして脳の使い方に辿り着くことができました。そして、同じような苦しみを抱える人の役に立てる人間になることができました。

もし、私を健康優良児のポジティブ人間に育ててくれていたら、きっと脳の素晴らしさに気づくこともなく、また、多くの人の役にも立てず、本書も世に出ていなかったと思います。そして、素晴らしい専門家の皆さんとも出会っていなかったはずです。

もしかしたら、本諸の中で不本意な形で登場してしまったとしたら、この場でお詫びします。でも、息子の43年間の苦しみと引換えに、どうか許してください。これから、少しずつ親孝行もしていきます。いつまでも元気で長生きしてください。


医者、セラピスト、カウンセラー、ヒーラーの方へ

私の場合、43年間の原因不明の体調不良が実質1週間程度で治り、うつ病・パニック障害で4年間も苦しんでいた人が数時間で治り、薬も止められました。もちろん、再発もしていません。

脳は、それくらい強力です。逆に、使い方を間違えると悪化する危険もあります。実際に私の講演会に参加して、誤った解釈で症状が悪化した方がいます。もちろん、その後、個別相談を利用していただき、正しい思考パターンにすることで、改善してはいます。

より実践的に脳の使い方を現場で導入したい場合には、ぜひ梯谷幸司先生のメソッドを学んでみてください。なお、具体的な内容等につきましては、直接、梯谷先生へお問い合わせください。
それぞれの業界・現場で積極的に採用され、これまで改善しなかった症状が良くなり、また、患者さんが健康な体を取り戻せることを願って止みません。

《参考文献》

・「本当の自分に出会えば、病気は消えていく」梯谷幸司著（三笠書房刊）

著者略歴

坂庭 鳳（さかにわ　つとむ）

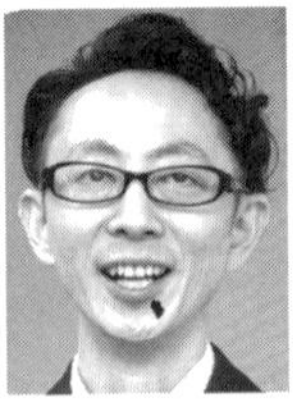

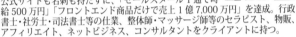

群馬県前橋市生まれ。行政書士。株式会社フェニックスジャパン代表取締役。コンサルタント。

行政書士でありながら、株式会社フェニックスジャパンの代表取締役も務める。特にメルマガを使って業績を伸ばすアドバイスには定評があり、爆発的に売上を伸ばすクライアントが続出。集客・マーケティング・ブランディング・リーダーシップ・仕組化などのセミナーも、毎回、定員オーバー。公式サイトも名刺も持たずに、「セールスメール1通で時給500万円」「フロントエンド商品だけで売上1億7,000万円」を達成。行政書士・社労士・司法書士等の仕業、整体師・マッサージ師等のセラピスト、物販、アフィリエイト、ネットビジネス、コンサルタントをクライアントに持つ。

クライアントからは、「鬼軍曹」と慕われており、すでに5000人以上のクライアントを指導。現在は、夢を叶えるバンドワゴン・ダイアリー・セミナー（日記術）と「夢が叶い過ぎて怖い」と言われる「シンデレラ・ドリームボードセミナー（宝地図）」を開催。行政書士を目指す社会人向けに開催したところ、合格率1桁の難関人気国家資格にもかかわらず、実質7人中6人が合格。業界では驚異的な合格率85.71%という数字を叩き出し、参加者からは「魔法使い」と呼ばれる。いずれのセミナーも、北は北海道から南は九州まで、全国から参加者が殺到し、満員になる講師として活動中。

Facebook：https://www.facebook.com/tsutomu.sakaniwa

1回10秒　健康オタクが辿り着いた
世界一シンプルで簡単な健康法

2019年3月15日 初版発行

著　者　坂庭　鳳　

発行人　森　忠順

発行所　株式会社 セルバ出版
〒113-0034
東京都文京区湯島1丁目12番6号 高関ビル5B
☎ 03（5812）1178　FAX 03（5812）1188
http://www.seluba.co.jp/

発　売　株式会社 創英社／三省堂書店
〒101-0051
東京都千代田区神田神保町1丁目1番地
☎ 03（3291）2295　FAX 03（3292）7687

印刷・製本　モリモト印刷株式会社

ISBN 978-4-86367-479-0

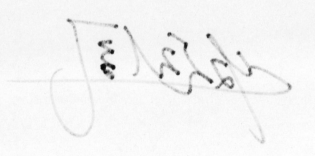

いつも応援して
います

一緒に成功
しましょう

2019.5.26(日)